手術看護の歴史
― 専門性を求めつづけた歩み ―

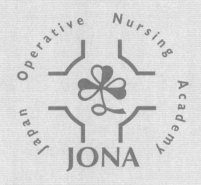

編 集：日本手術看護学会
執 筆：石橋まゆみ
　　　　菊地　京子
　　　　久保田由美子
　　　　土藏　愛子
　　　　宮原多枝子

東京医学社

まえがき

　わが国の看護が看護師の職業として認められ，活動するようになり120年余りが経過した。その「看護の歴史」とともに，手術看護の歴史と発展がある。

　手術看護は，1955年（昭和30年）に手術室が中央化され看護師が配置されたことに始まる。その後，手術室看護師として専門的な看護業務を担うようになった。当初の手術室看護師業務は，医師の手術介助や手術材料作成などが主な業務であり，看護界のなかでは手術室には看護がないといわれてきた。そのようななか，手術室看護師業務が医師の補佐役という考え方から，専門的かつ高度な技術をもつ独自性のある手術看護をめざし，手術室看護師として活動するようになって35年余りになる。今日では手術室看護師の活動の場は従来の手術室のなかから外来へと拡大し，周術期の主要なチームメンバーとして重要視されるようになった。このような手術看護の発展の礎には諸先輩の手術看護への熱き思いと多大な努力と実践があった。その尽力のうえに日本手術看護学会の今日の発展が実現されたといえる。

　手術室看護師の使命は，患者を全人的に捉え，周術期にある患者が最良の手術を安全に受けられ，さらに患者の不安に寄り添える看護の実現である。そして手術室看護師としての精神を伝承することである。

　筆者もまた看護師人生の大半を手術室看護師として携わり，患者に寄り添う看護を大切にしてきた。

　最近の目まぐるしい社会の変化と相まって医療環境も急速に変化している。看護師の働きにも高度な看護技術と実践が求められ，業務も一段と過密となっている。

そこでこのような変化の時にこそ今日までのわが国の手術看護の歩みを辿りまとめることが必要と考え，本学会で取り組むことにした。

　このたび執筆くださった方々は，歴代の日本手術看護学会理事長を初めとして，長年にわたり手術看護教育に携われた先生方である。編纂していくなかで日本手術看護学会の発展のために苦労してこられた諸先輩方の貴重なお話しを拝聴することができた。

　本書は，手術看護の歴史と日本手術看護学会の歩みについてまとめられている。また本書がこれからの手術看護の精神を継承し，さらなる歴史を創りあげ活躍されるであろう手術室看護師の方々の参考になれば幸甚である。

　改めて，ご執筆いただいた先生方に感謝申し上げる。

2016 年 9 月

日本看護手術学会

理事長　石橋まゆみ

手術看護の歴史 — 専門性を求めつづけた歩み —
執筆者一覧

編集

日本手術看護学会

執筆

石橋　まゆみ　日本手術看護学会理事長
　　　　　　　昭和大学横浜市北部病院

菊地　　京子　日本手術看護学会前理事長
　　　　　　　元　東邦大学医療センター大橋病院

久保田由美子　日本手術看護学会元理事長
　　　　　　　元　東京女子医科大学病院

土藏　　愛子　日本手術看護学会指名理事
　　　　　　　元　聖母大学

宮原　多枝子　日本手術看護学会元理事長
　　　　　　　元　東京女子医科大学病院

目 次

まえがき　i

Chapter. I
手術看護の変遷
土藏愛子・石橋まゆみ　1

1. 医学の発展と看護 ⋯⋯⋯⋯⋯⋯⋯⋯⋯⋯⋯⋯⋯⋯⋯⋯⋯⋯⋯⋯⋯ 1
　　1）古代の医学と看護 ⋯⋯⋯⋯⋯⋯⋯⋯⋯⋯⋯⋯⋯⋯⋯⋯⋯⋯ 1
　　2）中世の医学と看護 ⋯⋯⋯⋯⋯⋯⋯⋯⋯⋯⋯⋯⋯⋯⋯⋯⋯⋯ 2
　　3）近代の医学と看護 ⋯⋯⋯⋯⋯⋯⋯⋯⋯⋯⋯⋯⋯⋯⋯⋯⋯⋯ 4
　　4）教育を受けた看護師の誕生 ⋯⋯⋯⋯⋯⋯⋯⋯⋯⋯⋯⋯⋯⋯ 6
　　5）第二次世界大戦後の日本の看護 ⋯⋯⋯⋯⋯⋯⋯⋯⋯⋯⋯⋯ 8

2. 手術医療と手術看護の発展 ⋯⋯⋯⋯⋯⋯⋯⋯⋯⋯⋯⋯⋯⋯⋯⋯ 12
　　1）外科的治療である手術の由来 ⋯⋯⋯⋯⋯⋯⋯⋯⋯⋯⋯⋯⋯ 12
　　2）外科看護の登場 ⋯⋯⋯⋯⋯⋯⋯⋯⋯⋯⋯⋯⋯⋯⋯⋯⋯⋯⋯ 13
　　3）手術室の中央化と看護師業務の確立 ⋯⋯⋯⋯⋯⋯⋯⋯⋯⋯ 15

3. わが国の手術看護の発展 ⋯⋯⋯⋯⋯⋯⋯⋯⋯⋯⋯⋯⋯⋯⋯⋯⋯ 17
　　1）わが国の手術看護を発展させたもの ⋯⋯⋯⋯⋯⋯⋯⋯⋯⋯ 17
　　2）手術看護の専門性を考え始める時期 ⋯⋯⋯⋯⋯⋯⋯⋯⋯⋯ 19
　　3）手術看護の専門性が確立する時期 ⋯⋯⋯⋯⋯⋯⋯⋯⋯⋯⋯ 20
　　4）周術期看護の確立 ⋯⋯⋯⋯⋯⋯⋯⋯⋯⋯⋯⋯⋯⋯⋯⋯⋯⋯ 21

Chapter. II
日本手術看護学会の誕生と設立
宮原多枝子　25

1. 手術看護研究会の立ち上げ ―AORN との出会い― ⋯⋯⋯⋯ 25
　　1）AORN スタッフの日本訪問とウェルカムパーティ開催 ⋯ 25
　　2）AORN 主催セミナー ⋯⋯⋯⋯⋯⋯⋯⋯⋯⋯⋯⋯⋯⋯⋯⋯ 27
　　3）都内病院の手術室師長有志による勉強会開催 ⋯⋯⋯⋯⋯⋯ 28

2. 関東甲信越地区手術室看護研究会発足 ⋯⋯⋯⋯⋯⋯⋯⋯⋯⋯ 29
　　1）研究会の活動 ⋯⋯⋯⋯⋯⋯⋯⋯⋯⋯⋯⋯⋯⋯⋯⋯⋯⋯⋯⋯ 29
　　2）手術室看護研究会開催 ⋯⋯⋯⋯⋯⋯⋯⋯⋯⋯⋯⋯⋯⋯⋯⋯ 31
　　3）都内手術室師長勉強会の開催
　　　　―師長が抱える管理上の問題と対策 ⋯⋯⋯⋯⋯⋯⋯⋯⋯⋯ 34

v

4）手術室看護研究会のロゴマーク作成 ------------------------------------- 35
　　　5）各地区手術室看護研究会設立および統一 ------------------------- 36
　　　　　エピソードⅡ-1　企業訪問：ディスポーザブル注射器メーカー　30

3．日本手術室看護研究会発足 --- 39
　　　1）設立総会開催 -- 39
　　　2）第1回日本手術室看護研究会年次大会開催 ------------------------- 40
　　　3）学会組織としての発展の経緯 --- 41

4．AORN について -- 44
　　　1）AORN の成り立ち --- 44
　　　2）AORN の活動 -- 44
　　　3）AORN が掲げる周術期看護の定義 ----------------------------------- 45

5．AORN 年次大会と世界手術室看護婦会議 ----------------------------------- 45
　　　1）AORN 年次大会 -- 45
　　　2）世界手術室看護婦会議 --- 46
　　　3）IPC（International Planning Committee；
　　　　　国際企画委員会） --- 48
　　　4）世界手術室看護婦会議の流れ --- 49
　　　　　エピソードⅡ-2　AORN 年次大会開会式の様子　45

6．世界の手術看護学会の動向 --- 52

7．AORN の日本の手術看護への影響 --- 54
　　　1）世界会議への参加ツアー企画 --- 54
　　　2）同時通訳の効果 --- 56
　　　3）世界会議の演題募集 --- 56
　　　4）日本おける周術期看護の概念の浸透 ------------------------------------- 59
　　　5）手術室看護師のモチベーションを上げる効果 -------------------------- 59
　　　　　エピソードⅡ-3　第3回世界手術室看護婦会議　57

8．日本手術看護学会に名称変更 --- 59

9．日本手術看護学会の役割 --- 60
　　　1）手術看護の発展 --- 60
　　　2）手術看護の専門性確立に向けた取り組み ------------------------------- 61
　　　3）専門的視野でのセミナーや勉強会の企画 ------------------------------- 62
　　　4）看護研究の質を高めるための取り組み ---------------------------------- 63
　　　5）啓発活動と会員確保 --- 64
　　　6）会員実態調査 -- 65
　　　　　エピソードⅡ-4　手術看護を伝える難しさを痛感　61

vi

Chapter.Ⅲ
日本における手術看護の進歩
宮原多枝子　67

1. 手術看護の歴史的背景 ⋯⋯⋯⋯⋯⋯⋯⋯⋯⋯⋯⋯⋯⋯⋯⋯⋯⋯⋯ 67

2. 手術医療の発展の経緯 ⋯⋯⋯⋯⋯⋯⋯⋯⋯⋯⋯⋯⋯⋯⋯⋯⋯⋯⋯ 69

3. 手術医療の発展と看護 ⋯⋯⋯⋯⋯⋯⋯⋯⋯⋯⋯⋯⋯⋯⋯⋯⋯⋯⋯ 71
　　1）手術用器械・器具 ⋯⋯⋯⋯⋯⋯⋯⋯⋯⋯⋯⋯⋯⋯⋯ 71
　　2）指導・教育用のマニュアル作成 ⋯⋯⋯⋯⋯⋯⋯⋯⋯ 71
　　3）物品管理 ⋯⋯⋯⋯⋯⋯⋯⋯⋯⋯⋯⋯⋯⋯⋯⋯⋯⋯ 71

4. 看護教育と手術看護 ⋯⋯⋯⋯⋯⋯⋯⋯⋯⋯⋯⋯⋯⋯⋯⋯⋯⋯⋯⋯ 72

5. AORN 世界手術室看護婦会議と日本の手術看護 ⋯⋯⋯⋯⋯⋯⋯ 72

6. 日本手術室看護研究会の誕生と看護の発展 ⋯⋯⋯⋯⋯⋯⋯⋯⋯ 73

7. 手術部の管理および運営 ⋯⋯⋯⋯⋯⋯⋯⋯⋯⋯⋯⋯⋯⋯⋯⋯⋯⋯ 74
　　1）手術部運営会議 ⋯⋯⋯⋯⋯⋯⋯⋯⋯⋯⋯⋯⋯⋯⋯ 75
　　2）手術室の中央化 ⋯⋯⋯⋯⋯⋯⋯⋯⋯⋯⋯⋯⋯⋯⋯ 75
　　3）効率的な手術編成，時間管理 ⋯⋯⋯⋯⋯⋯⋯⋯⋯ 76
　　4）手術室の職種 ⋯⋯⋯⋯⋯⋯⋯⋯⋯⋯⋯⋯⋯⋯⋯⋯ 77
　　5）物品管理と運営―アウトソーシング，SPD 導入へ ⋯⋯⋯ 77
　　6）医療廃棄物 ⋯⋯⋯⋯⋯⋯⋯⋯⋯⋯⋯⋯⋯⋯⋯⋯⋯ 85
　　7）施設・設備，備品，機器の管理・運営 ⋯⋯⋯⋯⋯ 86
　　8）他職種によるチーム医療 ⋯⋯⋯⋯⋯⋯⋯⋯⋯⋯⋯ 87
　　9）環境―手術室の清掃 ⋯⋯⋯⋯⋯⋯⋯⋯⋯⋯⋯⋯⋯ 88
　　エピソードⅢ-1　不織布導入当初の混乱 2 話　80
　　エピソードⅢ-2　手術縫合糸の今昔　84

8. 手術部の看護管理体制 ⋯⋯⋯⋯⋯⋯⋯⋯⋯⋯⋯⋯⋯⋯⋯⋯⋯⋯⋯ 89

9. 人材育成 ⋯⋯⋯⋯⋯⋯⋯⋯⋯⋯⋯⋯⋯⋯⋯⋯⋯⋯⋯⋯⋯⋯⋯⋯⋯ 90
　　1）院内教育 ⋯⋯⋯⋯⋯⋯⋯⋯⋯⋯⋯⋯⋯⋯⋯⋯⋯⋯ 90
　　2）手術室における現任教育 ⋯⋯⋯⋯⋯⋯⋯⋯⋯⋯⋯ 91

Chapter.Ⅳ
日本手術看護学会の活動の経緯と成果
久保田由美子　101

1. 組織の目的と役割 ⋯⋯⋯⋯⋯⋯⋯⋯⋯⋯⋯⋯⋯⋯⋯⋯⋯⋯⋯⋯⋯ 101
　　1）使命 ⋯⋯⋯⋯⋯⋯⋯⋯⋯⋯⋯⋯⋯⋯⋯⋯⋯⋯⋯⋯ 101
　　2）ビジョン ⋯⋯⋯⋯⋯⋯⋯⋯⋯⋯⋯⋯⋯⋯⋯⋯⋯⋯ 102

vii

3）行動指針 ……………………………………………… 102
　　4）事業 …………………………………………………… 103

2. 各委員会・プロジェクト ……………………………………… 103
　　1）年次大会委員会 ……………………………………… 103
　　2）編集委員会 …………………………………………… 103
　　3）教育委員会 …………………………………………… 104
　　4）国内・国際学会委員会 ……………………………… 104
　　5）看護基準・手順委員会 ……………………………… 104
　　6）調査委員会 …………………………………………… 104
　　7）広報委員会 …………………………………………… 104
　　8）麻酔関連委員会 ……………………………………… 105
　　9）倫理審査委員会 ……………………………………… 105
　　10）医療安全関連委員会 ………………………………… 105
　　11）学会認定制度委員会 ………………………………… 105
　　12）認定看護師委員会 …………………………………… 105
　　13）プロジェクト ………………………………………… 105

3. 活動内容 …………………………………………………………… 106
　　1）年次大会 ……………………………………………… 106
　　2）編集活動 ……………………………………………… 112
　　3）会員実態調査 ………………………………………… 115
　　4）手術室看護要員算定基準 ………………………（菊地京子）116
　　5）業務実態調査 ………………………………………… 119
　　6）業務基準・手順作成 ………………………………… 119
　　7）安全対策活動 ………………………………………… 120
　　8）国際会議 ……………………………………………… 122

　　エピソードⅣ-1　認定看護師の活躍　108
　　エピソードⅣ-2　AORN 年次大会参加　123
　　エピソードⅣ-3　第 28 回日本手術看護学会年次大会／第 4 回
　　　　　　　　　　　ASIORNA 会議 2014 オープニングセレモニー　129

4. 関連学会との連携と手術看護の発展 ……………………（菊地京子）135

Chapter.Ⅴ
手術看護の実際
菊地京子・石橋まゆみ　139

1. 看護実践 ……………………………………………………………… 140
　　1）器械出し看護・外回り看護 ………………………… 140

2）術前・術中・術後訪問 ································· 143
3）看護記録 ··· 151
4）術前外来 ··· 156

2. 手術に関連する安全・安心・安楽の保証 ··········· 162
1）安全管理 ······················（石橋まゆみ）162
2）感染予防対策 ······································· 171
3）ラテックスアレルギー予防 ························· 177
4）体温管理 ····················（久保田由美子）178
5）安心できる環境・かかわりの提供 ················· 180
6）術後の管理 ··· 184
7）職員の安全管理 ··································· 184

3. 倫理的配慮 ··· 186
1）手術医療の特徴 ··································· 186
2）日本の現状 ··· 187
3）日本手術看護学会の取り組み ····················· 188

4. チーム医療 ··· 191
1）概念の形成 ··· 191
2）医療安全とチーム医療 ····························· 192
3）学会としての取り組み―手術看護の専門性・独自性の
ひとつとしてのチーム医療 ························· 194
4）厚生労働省の取り組み ····························· 196
5）他学会の取り組み ································· 197
エピソードV-1 声がけは患者の命を救う 194

5. 災害時の看護 ··························（石橋まゆみ）197
1）日本手術看護学会 30 年間のなかで経験した
自然災害の歴史 ····································· 197
2）地区学会が伝えた地震の経験からの学び ··········· 198
3）命をかけて手術患者を救った看護師の語り ········· 200

Chapter.VI
手術看護教育
久保田由美子　203

1. 手術看護に必要な継続教育 ························· 205
1）手術室看護師の継続教育の基準化 ················· 205
2）地区学会との教育の連携 ··························· 205
3）手術室看護師のキャリアラダーの整備 ············· 206

4）新人教育システムの支援 208
2. 集合型教育研修会の実施 209
　　　1）中堅者教育研修 209
　　　2）手術看護管理研修 215
　　　3）手術看護師長研修 218
　　　4）手術看護認定看護師フォローアップ研修 220

Chapter.Ⅶ
手術看護師の資格と資質
　　　　　　　　　　　　　　　　　　　　　　　　菊地京子　229

1. 日本看護協会「手術看護認定看護師」 229
　　　1）日本看護協会の専門性への取り組み 230
　　　2）日本手術看護学会の専門性への取り組み 230
　　　3）プロジェクトメンバー 231
　　　4）経緯と葛藤 231
　　　エピソードⅦ-1　分野認定特定までの苦悩　233
2. 日本手術看護学会「手術看護実践指導看護師」 236
3. 日本麻酔科学会「周術期管理チーム看護師」 238

Chapter.Ⅷ
今後の展望
　　　　　　　　　　　　　　　　　　　　　　　　石橋まゆみ　241

手術看護の歴史年表 244

> 註：文中の看護師・師長の名称は，過去の資料の表現やその時代の会議名など
> の固有なものについては，改正前の「看護婦」「婦長」の名称をそのまま使用した。

Chapter. I
手術看護の変遷

土藏　愛子　石橋　まゆみ

1. 医学の発展と看護

1）古代の医学と看護

　原始や古代において病気やけがに対する治療は人間としての本能的行動であるとともに，経験的行動でありながらも魔術的なものであった[1]。紀元前18世紀頃のバビロニアのハンムラビ法典に古代の手術の記録が残っている[2]。一方，古代エジプトではミイラの保存法などが発達し，この頃からすでに外科手術が進歩していたことが古代医学書パピルスに書かれており，膿瘍や腫物の処置が記されている[2]。

　医学が学問として体系化されたのは紀元前5～4世紀頃，古代ギリシャのヒポクラテス（Hippocrates）による。ヒポクラテスは人間を詳細に観察し，治療を行った。治療法は，新鮮な空気を吸い，食事・睡眠・休息を規則正しく取ることによって，人間の持つ自然治癒力を発揮させる[1]というもので，手術療法は行っていない。

　この時代の看護は家庭内看護が主であり，経験的な看病を行っていたと考えられる。また古代インドや中国では宗教と結びつき，聖職者

や信者が慈悲的な考えのもとで看護が行われていた[2]。

　古代日本においても当時の諸外国と同様に，経験的な医術や魔術的なものと家庭内での経験的な看病が行われており，出産に関しては汚れたものとして住まいとは別の場所で経験者が手助けをして行っていた[2]。

2) 中世の医学と看護

(1)海外の状況

　ヨーロッパでは，1700年代まで医学や看護は教会の聖職者によって行われていた。しかし，聖職者は血液や膿で手を汚すことが禁じられていたため，理髪師が外科的治療を行っていた[2]。彼らは「理髪外科医(barber surgeon)」とよばれ[3]，古典医学を学んだ医師の下で瀉血や浣腸を行い，ドイツでは戦による創傷処置や四肢切断なども行っていた。手術時はアヘンや大麻などを用いていたが，麻酔法や消毒・感染予防に関する対処が発見される前での処置であった[3]。

　病人の世話には主に上流階級の貴婦人などが篤志家としてかかわっており，貧困者や病人の救済施設が作られたが，教会信者の女性も少なからず活動していた[1]。初めは奉仕としての看護であったが，やがて技術が必要とされてきたようである。1096年の十字軍の遠征では軍の医療団体が病人や負傷者の看護を行い，各所に収容施設が作られ，巡礼者の身の回りの世話も行っていた。

　その後，医学の発展はしばらく停滞したが，1377年人体解剖が合法化され，1543年に人体解剖を行ったベサリウス(Vesalius)によって出版された『人体に関する7つの書』(神聖ローマ帝国皇帝カール5世への献呈本であった)が近代医学の発展に大きく寄与した[2]。

　ルネサンス時代に，フランスの軍医であったパレ(Pare，1510〜

1590年）は血管結紮法を導入し，創傷処置に大きな改革をもたらした。気管切開の手術法やヘルニア手術，手術用具の発明を行い，手術法の発展に寄与した。パレの創傷処置は実践的な外科学書として記録され広まった。日本においてはその流れをくむ書籍が，戦国時代や江戸時代にポルトガル・オランダを経由して「南蛮流外科」「紅毛流外科」として伝わった。日本ではパレを「日本外科学の源流」「日本近代外科の祖」として讃えている[3]。

その後，1700年代からはイギリスのクーパー（Cooper）が鼠径ヘルニア手術，フランスのデュピュイトラン（Dupuytren）が下顎骨切除・動脈瘤摘除，ランベル（Lembert）が腹部漿膜縫合，ドイツのグレーフェ（Graefe）が口蓋裂，ディフェンバッハ（Dieffenbach）が腸の切断術などを行っている。しかし，この時代においても麻酔や無菌法はまだ開発されていなかったため，手術での激痛や化膿が問題となっていた[2]。

（2）日本の状況

日本では聖武天皇の時代の741年に国分寺の建立が行われるとともに，救済事業が盛んとなり，僧医や看病僧が現れた。この時代に発布された大宝律令には，医療は国営で行われ，医師は一定の学業を修めたものが国家試験で認定され，国家公務員であり，費用は患者からはとらないという決め事があったと記されている。また当時，光明皇后によって創建された施薬院や悲田院があったが，これも国家によって運営されていた[1]。

平安時代末期は社会が安定せず，飢饉や疫病が起こり，民衆のなかには末法思想が広がった。鎌倉時代には浄土宗や禅宗などの宗教が台頭し，実地医家のような医師が現れた。看護も僧侶が行っており，『看病用心鈔』という，看護のための心得の書物が出版された[1]。宋や元

の医学が輸入され，宋の『外科精要』，元の『外科精義』といった医学書では「外科」という言葉が使用されている[3]。

　応仁の乱後の世相は各地で戦争が起こり，戦傷者が増加した。この時代は医療専門の知識を持った武士が戦傷者にかかわっていた。また，ポルトガルから伝わった「南蛮流外科」を学んだパレの流れをくむ外科医がおり，切り傷や腫れ物を扱ったことから「腫れ物医者」「きず医者」，あるいは「金創医」「軟膏外科医」などとよばれていたようである[3]。すでに金瘡，女科，児科，眼科，口中科などが分化していたと思われる[1]。江戸時代にはオランダが長崎の出島において伝えた「紅毛流外科」が台頭し，ドイツのハイスター(Heister)による外科の教科書とともに，日本における外科学に大きな影響を及ぼした[3]。

3）近代の医学と看護

（1）海外の状況

　手術療法の発展は麻酔法と無菌法の発見によるところが大きい。1846年アメリカのモートン(Morton)がエーテルを用いた全身麻酔による手術を行い，1847年にはイギリスのシンプソン(Simpson)がクロロホルムを用いた麻酔を行った[2]。

　無菌法はイギリスのリスター(Lister)が研究を重ね，フランスのパスツール(Pasteur)が腐敗現象は微生物がかかわっていることを発表したことに想を得て，1867年に石炭酸を消毒薬とした防腐法を手術に適応して化膿を未然に防いだ。この方法はその後無菌法へと発展する。1886年ドイツのベルグマン(Bergmann)は術者の手指や器械器具を無菌にすれば手術層の化膿を防ぐことができることを発見し，ドイツのシンメルブッシュ(Schimmelbusch)は1889年に器械器具の蒸気滅菌法を開発した[2]。

Chapter. I　手術看護の変遷

　看護では，1851 年イギリスのナイチンゲール（Nightingale）が看護
とは何かを明確にし，看護教育体系を確立した。クリミヤ戦争
（1853〜1856 年）に従軍したナイチンゲールは傷病兵の看護に当たっ
た時には，野戦病院での不衛生な環境を問題として，軍関係者の抵抗
を受けながらも療養環境の改善を図り，42％に上った死亡率を 2％に
まで激減させた。ナイチンゲールは自らが考案した病棟を建設し，ナ
イチンゲール基金を設けて寄付を募り，この基金をもとに看護学校を
設立して看護教育に当たった[1]。教育内容は「看護覚え書」（Notes on
Nursing）にあるように，患者の生活環境を重視したものであり，本書
には看護師の機能や小児の保育のこと，公衆衛生の考え方などが示さ
れている[4]。

　ナイチンゲール方式の看護学校はアメリカにも設置され教育が行わ
れた。南北戦争（1861〜1865 年）時，ドイツから帰国したバートン
（Barton）はアメリカに赤十字社を設立し，その責任者には看護学校卒
業者が当たり，戦時下のみでなく平時の救護にも拡大し，看護事業が
拡大していった。また1872年（明治5年）アメリカのリチャーズ（Rich-
ards）がニューイングランドで婦人小児看護を学び，複数の看護教育
機関で指導に当たった。リチャーズは1886年（明治19年）に日本の京
都看病婦学校の教師となり，わが国での近代看護の基礎作りにかか
わった。

（2）日本の状況

　江戸時代，日本は鎖国政策をとったが，長崎を中心として西洋医学
を学ぶことができ，1712 年に貝原益軒の「養生訓」，1716 年には香月
牛山の「老人養草」などが相次いで出版された。医学研究では山脇東
洋などがおり，1774 年には蘭学者の杉田玄白と前野良沢らによって
「解体新書」が刊行された。長崎ではオランダ医師のポンペ（Pompe）

が洋式の医学教育施設を設置して，医学教育に当たった。江戸では幕府の許可の下で小石川養生所を設けて貧困層の病人の診療が行われた。1804年には華岡青洲がマンダラゲを主成分とした麻酔薬を用いて全身麻酔下での乳がんの手術を行っている。この麻酔薬は煎薬であったため，麻酔深度の調節が難しく毒薬と非難されたため，使用しない医師もいた[3]。

　明治に入ると，政府は順天堂三代目堂主の佐藤進をドイツに留学させた。佐藤はドイツの外科学の大家であったビルロート（Billroth）に師事し，日本人初の医学博士として帰国した。ついで福井藩出身で，のちの日本赤十字病院初代院長となる橋本綱常がビルロートに学び，日本の外科学界をリードした[3]。

　看護については，江戸時代に小石川養生所には専属で病人の世話をする役があり，これが職業的な看護の始まりと考えられている。しかし，この看護者も教育を受けたものではなく，経験により熟達したものであった。一方，産婆に関しては室町時代末期にはすでに職業として発達しており，「トリアゲババ」としての記録があるが，産婆を職業とする人は未亡人や老婆であり，手技も経験的なものであったことから，世間的な評価は低かったようである。江戸時代になって，「産家養草」（佐々井玄敬著1777年刊），「坐婆必研」（平野元良著1832年刊），「達成図説」（近藤直義著1858年刊）などの書物が刊行され，知識の充実が図られている[1]。

4）教育を受けた看護師の誕生

（1）看護教育の開始

　明治初期には有志共立東京病院（東京慈恵会病院の前身）や同志社病院，医科大学第一病院（東京大学医学部附属病院の前身）などができた

が，看護者は教育を受けた人ではなかった。わが国で最初の看護師の教育機関は，1885年（明治18年）設立の有志共立東京病院看護婦教育所（現在の慈恵看護専門学校）である。設立したのは医師の高木兼寛であり，教育の実践者はアメリカから招かれたリード（Reade）であった。1886年（明治19年）には新島襄が同志社に京都看病婦学校を開設し，アメリカのリチャーズが教育に当たった。3番目には桜井女学校（現在の女子学院）に看護婦学校が作られ，医科大学第一病院で実習をした。1890年（明治23年）には日本赤十字社で看護の教育が開始されている[1]。

（2）法的位置づけの明確化

看護師の法的位置づけは東京府で1900年（明治33年）に看護婦規則が発令され，ついで大阪府で制定された。その後1915年（大正4年）に全国的な「看護婦規則」が制定され，看護婦は18歳以上で地方長官の試験に合格したもの，あるいは指定された教育を受けて地方長官の免許を受けたものということになった[1]。

助産師は1876年（明治9年）に東京や大阪に教授所が開始となり，1899年（明治32年）に産婆規則が制定され，産婆試験に合格した20歳以上の女子が地方長官管理の名簿に登録して産婆業を営業することができた。

保健師は1930年（昭和5年）に聖路加女子専門学校に公衆衛生看護科が設置され1年の教育を開始した。1937年（昭和12年）に保健所法が制定され，1938年（昭和13年）に厚生省が設置されて，1941年（昭和16年）に保健婦規則が制定された。

この保健婦規則によると看護婦と助産婦は高等小学校卒業後2年以上，保健婦は高等女学校卒業後2年以上，地方長官の指定する養成所で学び，都道府県の行う検定試験に合格することで免許が与えられ

た。看護婦は「見習い看護婦」として1年以上就業すれば受験資格が与えられた。この制度は第二次世界大戦の戦時下の看護婦の需要の高まりにより資格の規定が緩やかになっていく[5]。

やがて看護婦規則, 産婆規則, 保健婦規則の3法は, 第二次世界大戦後厚生省医務局に看護課が置かれ, 1948年(昭和23年)に「保健婦助産婦看護婦法」として一本化され, 現在の看護制度の基本となる。看護職は国家資格となり看護の質の向上が図られた[1]。

5) 第二次世界大戦後の日本の看護
(1)GHQ の思想による看護制度の改革

第二次世界大戦後は連合国軍最高司令官総司令部(GHQ)の公衆衛生福祉局に看護課が設置され, 初代課長のオルト大尉(Alt. Grace Elizabeth)によって看護制度改革が図られた。保健婦, 助産婦, 看護婦の3つの制度は1948年(昭和23年)に保健婦助産婦看護婦法に一本化された。

このなかで看護婦は高等学校を卒業し, 3年制看護学校を卒業して国家試験に合格したものを甲種看護婦といい, 中学を卒業して2年制の看護学校を卒業して都道府県知事の実施する試験に合格したものを乙種看護婦とした。また保健婦と助産婦は甲種看護婦と同じ教育を受けたのち最低1年の保健婦コース, 助産婦コースを卒業したのちそれぞれの国家試験に合格し厚生大臣より免許を受けるものとした。しかし, この看護婦の制度における乙種看護婦は急性・重症患者や療養上の世話をしてはならないとされていたため, 高校進学率の低かった当時において, 看護婦を必要とする医療機関の要請に間に合わず, また従来看護婦資格を持っていたものからの反対意見もあり, 3年後〔1951年(昭和26年)〕に制度改正が行われた。

Chapter. I　手術看護の変遷

　この改正では甲種・乙種の区別を廃止し，従来の看護婦と新たな教育を受け国家試験に合格したものを「看護婦」，乙種看護婦を看護婦の指示のもと患者看護ができる「准看護婦」とした。また保健婦・助産婦は6カ月の専門教育で国家試験受験資格が与えられることとした[5]。

　その後，2002年（平成14年）には男子の看護職者の増加などに鑑み，保健婦・助産婦・看護婦の名称は「婦」から「師」に変更となっている。

(2)看護基礎教育カリキュラムの変遷と手術看護

　1948年（昭和23年）保健婦助産婦看護婦法の規定に基づき看護婦等養成所の指定規則が策定され，看護教育の運営に関する指導要領が示された。教科目や教育内容に関すること，教育施設設備や教員の資格や人数に関することが細かく指導要領に明記された。これによって日本の看護教育の基本が示された。この時の科目名は「内科疾患と看護」「外科疾患と看護」といった診療科を意識したものであった。この時代の臨地実習では各外来診療科や手術室などの実習が組み込まれており，実習時間が膨大であった。

　約20年後の1967年（昭和42年）の改正では，成人看護，小児看護，母性看護といった対象特性を意識した科目名となった。この改正によって看護学の基礎が示され，ベッドサイドでの患者中心の看護の強化が図られた。手術看護は成人看護学のなかの急性期看護の一部となり，成人急性期の対象理解を中心としたものとなる。手術を受ける患者の術前術後の看護の視点が重視され，手術室独自の実習時間は減少した。実習時間の減少によって手術看護を学習する機会はその特殊性から現任教育へと移行する傾向を示した。

　その後，1976年（昭和51年）には学校教育法の一部改正により，看護教育は専修学校となり，看護学校は組織替えした。

並行して看護教育の大学化も進んでいた。最も早い大学の開学は，1948年（昭和23年）の聖母女子短期大学であり，1952年（昭和27年）には高知女子大学家政学部衛生看護学科が設置された。1953年（昭和28年）に東京大学医学部衛生看護学科，1954年（昭和29年）に聖路加女子短期大学，日本赤十字女子短期大学など多くの大学・短期大学が設置された。これらはさらに短期大学から大学へ改変されて行くことになる。大学教育の拡大に伴い1996年（平成8年）には各教育機関の看護教育カリキュラムの自由裁量が拡大し，独自の理念を著わしたカリキュラムとなっている。

　看護基礎教育の大学化は，大学設置基準による限りある単位数のなかでのカリキュラム展開であることや，各大学の独自性を生かした教育となり，医療機関における実習時間数が少なくなっている[6]。このことから看護基礎教育における手術室実習は受け持ち患者の手術見学のみとして，手術看護の教育は卒業後の現任教育へと移行される傾向がさらに強くなり，手術看護の学習の機会は少なくなっている[7]。

（3）看護とは・手術看護とは何かを問う

　1851年にナイチンゲールによって看護とは何かが示された。多くの看護師がこの考えをもとに看護とは何かを考えてきた。1950年代以降になるとアメリカの看護論者が多くの看護論を発表しており，1960年（昭和35年）のWHO世界会議にヘンダーソンの「看護の基本となるもの」が出され，日本語にも翻訳されている[8]。その後も多くの看護論者による看護論が紹介されている（表I-1，2参照）。

　それぞれの看護論には，手術看護は急性期の患者の看護として，あるいは手術を受ける患者の看護として述べられている。しかし，日本においてはベッドサイドにおける日常生活の援助に重きが置かれ，診療の補助としての意味合いの強い手術看護については十分な対応がな

Chapter. I　手術看護の変遷

表 I -1　わが国の主要な看護理論の導入

著者／書名	理論特性	わが国での出版年／アメリカでの出版年
アブデラ／患者中心の看護	患者中心に看護と21の看護問題	1963／1960
オーランド／看護の探求	相互作用モデル―力動的看護師患者関係	1964／1961
ヘンダーソン／看護の基本となるもの	14の基本的看護の要素	1965／1960
ナイチンゲール／看護覚え書	人間―環境系モデル	1968／1860
ウィーデンバック／臨床看護の本質	相互作用モデル―規定理論	1969／1964
ペプロウ／人間関係の看護論	発達モデル―人間関係の過程	1973／1952
トラベルビー／人間対人間の看護	相互作用理論	1974／1966
キング／看護の理論化	力動的相互行為体型	1976／1971
オレム／オレム看護論	セルフケアシステムモデル	1979／1971
ロジャーズ／ロジャーズ看護論	生活過程モデルまたはunitary human beingsモデル	1979／1970
ロイ／ロイ看護論	適応システムモデル	1981／1976（1970年-論文）
パターソンとズデラド／ヒューマニスティックナーシング	現象学的・実存的接近	1983／1976
パースィ／パースィ看護理論	現象学的接近	1985／1981
ワトソン／ワトソン看護論	現象学的・実存的接近	1992／1985
レイニンガー／レイニンガー看護論	文化的ケア―文化人類学的接近	1995／1992
B. ニューマン／ベティ・ニューマン看護論	ヘルスケアシステムモデル	1999／1994（1970年-論文）
M. ニューマン／マーガレット・ニューマン看護論	拡張する意識としての健康理論	1995／1994

（文献1より引用）

表 I-2　専門職能団体の看護の定義

団体名	発表年	定義
JNA 日本看護協会 （倫理綱領）	2003 年	看護はあらゆる年代の個人，家族，集団，地域社会を対象とし健康の増進，疾患の予防，健康の回復，苦痛の緩和を行い，障害を通してその最後までその人らしく生を全うできるよう援助を行うことを目的としている。
ANA アメリカ看護師協会	1980 年	看護とは，現にあるあるいはこれから起こるであろう健康問題に対する人間の反応を診断し，かつそれを治療することである。
ICN 国際看護師協会 （看護の定義）	2002 年	看護とは，あらゆる年代の個人，家族，集団，コミュニティを対象に，対象がどのような健康状態であっても，独自にまたほかと共同して行われるケアの総体である。看護には，健康増進および疾病予防，病期や障害を有する人々あるいは死に臨む人々のケアが含まれる。

（文献 1 より引用）

されなかった。とくに看護基礎教育において時間的な制約が大きかったことから，手術看護教育は現任教育に任されてきた。

　看護とは何か，手術看護とは何かが問われるなかで，日本の手術看護に携わる看護師たちはますます発展する外科学・麻酔学に寄り添いながら，手術患者の看護はどうあるべきかについて問い続けてきた。その大きな指針となったものがアメリカ手術室看護婦協会（AORN）の考え方である。詳細については別の項で述べる。

2. 手術医療と手術看護の発展

1）外科的治療である手術の由来

　手術に関する記録は，紀元前 600 年頃のものが最も古いといわれている。以後 1700 年，1800 年頃の記録がある。メスを用いて手術をし

た内容（膿瘍や腫れ物の処置）の記録は，外科学の貴重な文献とみなされている。中国においては，後漢時代に華陀という医師が手術を行ったとしている。このように手術療法は，紀元前の時代からバビロニア，エジプト，インド，中国においてすでに行われていた。しかしこの頃は医学自体の発達が未熟であったため，ほとんどは体表面の病巣に対する治療法であった。手術に伴う出血・激痛・化膿の問題は19世紀まで解決されていない。「医」が学問として体系化されたのは，古代ギリシャの医学者ヒポクラテスによってである。しかしこのときには手術療法の進歩までには至らなかったという記録がある。外科的治療として手術療法は中世の暗黒時代といわれる1500年代において発展し始めた。この頃，止血器具の発明とともに止血方法などがめざましい発展を遂げている。外科的治療では外科医・軍医で理髪師出身のパレ（Pare　1517～1590年）による四肢切断術が行われている。また外科ということばの由来は，「Cheiro＝hand（手）」と「ergon＝work（作業・技・仕事）」が合わさってできた言葉であり，意味するところは「手作業・手仕事」である。外科的治療で行う主なものは外科創傷（wound）とその管理である。昔から，とくに戦傷の取り扱い（軍人外科）が中心にあったとされている。

2）外科看護の登場

　19世紀最大の科学的発見は細菌学である。19世紀後半の30年間にドイツのロベルト・コッホ（Robert Koch）とフランスのルイ・パスツール（Louis Pasteur）はワインの発酵や病気を進行させる原因となる，肉眼では見えない微生物を発見した。感染は最も危険な病因であり，人間生活において細菌の発見と同時に麻酔の発見によって複雑な手術が可能になり，外科手術専門の看護師が登場した。看護師は＜リ

ステリン消毒＞後に無菌法で傷口の感染を予防し，それとともに患者の安全を日々細かく観察するという役割があり，患者の存命に欠かせないものになった。看護師が念頭に置いたものは，清浄とは清潔と秩序ということであった。患者は看護師にこのような清潔と秩序の配慮があるので安心していた。そして看護師は，病院でも共同体でも清潔と風紀を通じて健康を守る十字軍（衛生の宣教師）として活動していたのである。また1885年までナイチンゲールはミアズマ説*注の信奉者であり，その影響を受けて看護師たちも病気の原因のように考えていた。その後，ミアズマ説を抑制するためには，環境を清潔にすることが重要であるとわかり殺菌のための環境を整えた。しかし，衛生の問題は患者の安全を守る看護師側だけのことではない。細菌はどこにでも存在し細菌だらけであることが周知の事実となり，外科医は手術中の患者の感染を避けるために徹底的にやり方を変えた，そこで看護師の協力が必要となった。

19世紀末に2つの方法ができた。殺菌力のある化学薬品を使用する消毒法，そして環境を無菌状態にする無菌法である。看護師が中心となって消毒法・無菌法を徹底し安全管理を行った。また外科看護は創傷の衛生管理を徹底して行った。手術室看護師の名称はこの当時にはなかったが，手術療法と傷の手当，手術を行う場の環境整備は，手術室看護師の役割として現在もつづいている。ドイツのスチュアート（Stuart）は『実践看護』（1889～1903年）の記録のなかで「今日の外科看護婦の成否は〈消毒〉，すなわち現在の外科手術の基礎である〈清潔な手術〉について十分に理解できているかどうかと，細かいところま

＊注　ミアズマ説：何らかの原因によって汚染された空気（瘴気，ミアズマ）に，ヒトが触れることによって病気になるという説である。（Weblio百科辞典より）

で注意を払えるかどうかということにかかっている」と，消毒の重要
性を述べている。1865 年にはリスターが手術中に石炭酸を傷口に噴
霧する器具を使う技術を完成させ手術に殺菌法が導入された。ついに
は，消毒―手術における完全な殺菌は規範となり，菌が入った場合に
殺菌する安全ネットとして使われた。またヨーロッパにおいて外科手
術の革新が見られ，19 世紀末には看護業務は急速に変容した。看護師
も 19 世紀を通して進行していた〈臨床の誕生〉とよばれる革命的変
化の一部だった。フランス人哲学者ミシェル・フーコー（Michel Fou-
cault）はその変化について医師が全能になり，患者は医師が医学を施
す単なる〈対象〉となったと述べた。こういう変化における看護師の
役割については明確に理解されてこなかった。看護師の熟練した日常
業務に光が当たらず，賞賛の対象ではなかった。しかし，医学の革新
的進歩の真っただなかで患者と外科医の双方を支えて危険領域を回避
したのは看護師だった。

　このように，医師と看護師の役割については医学の進歩が先行し，
看護師が手術室看護者としての発展の始まりであることを示唆してい
る。外科医が行う手術患者の支えになったのは看護師であることを，
この当時から考えられたことは，手術看護の歴史として重要である。

3）手術室の中央化と看護師業務の確立

　中央化以前の手術室，看護師の業務は，現在のように確立されたも
のはなく，外来・病棟・手術室が一体化した管理のなかで行われ，病
棟看護師が手術の介助や器械器具の管理をしていた。しかし，外科手
術療法と麻酔法の著しい進歩に伴い，より高度な手術を行える各種の
器械器具や設備を整えた手術環境が必要となった。

　例えば，手術室の清浄化，電気設備の充実，無影灯などの照明の整

備，器械器具の滅菌・消毒などの環境設備が必要となった。そのため臨床各科のすべての手術を1カ所でまとめて行う手術室の中央化が必要となり，1955年（昭和30年）はじめて東京大学医学部附属病院が中央化した。その後，国立大学病院が徐々に中央化を始め，1963年（昭和38年）に信州大学医学部附属病院も中央化をしたとの報告がある。

　手術室の中央化に伴い手術室専任の看護師の配置が必要となった。とくに手術介助に熟練した看護師が必要となってきた。それまでのように病棟看護師が必要なときに呼び出されて担うのではなく，専門的な知識や技術を深め訓練する必要性を求められる，手術室専属の看護師が配属されるようになった。手術室組織の一員として看護師が配属されるようになると，必然的に手術室としての専門的な看護業務が生まれる。すなわち看護師の役割である「療養上の世話としての看護業務」の概念と「診療の補助業務」としての看護の独自性が問われるようになってきたことが手術看護の発展の起点となったといえる。

　しかしこの当時は，手術室の看護基準などはなく，すべてがそれぞれの施設の方法に任され，また医師の指示によるものが大半であったことが推察される。それは信州大学医学部附属病院手術室師長の西沢ミツ代氏が，1980年（昭和55年）第2回世界手術室看護婦会議に参加した時の口演「私たちの手術室の現状と問題点」[9]のなかで明らかにしている。その一部を紹介すると「日本では手術室看護基準として日本全国で統一されて承認されたものはなく，各病院がそれぞれに定めているのが現状です。私自身，5年前に手術室婦長に任命されて以来，ただ忙しく日々の日常業務に追われて過ごしているのが実情です。したがって，手術室看護基準の改善向上を図っている暇はありません。数年前AORNジャーナルを入手し，それが手術室看護にとって有益で参考になる内容であることを知りました」と述べている。

Chapter. I　手術看護の変遷

　このように，当時は手術室の中央化が始められたものの，それぞれ
の施設の方法で業務をこなすことで精一杯であった。例えば，手術室
婦長も手術室看護婦とともに外回り業務，器械セット組，オートク
レーブやガス滅菌器の操作，室内清掃などすべての業務を，外部から
の助手や補助者なしで行っていることを報告している。日勤帯の勤務
時間（540分）のなかで教育や管理などにかける時間は，1.1％とわずか
であり，さまざまな問題に直面し苦労していたことを報告している。
また医学生や看護学生に対しても十分な指導ができる設備がないこと
も述べている。

3．わが国の手術看護の発展

1）わが国の手術看護を発展させたもの

　わが国の手術看護の発展は，世界の手術看護に携わる看護師たちと
の交流により影響を受けていることがわかる。そのことを知ることが
できる記事がジョンソン・エンド・ジョンソン社の機関誌，「ポイント
オブビュー」の特集のなかにある。その内容を一部紹介したい。1980
年（昭和55年）第2回世界手術室看護婦会議がスイス・ローザンヌで
開催され日本から70余名が参加している。日本の代表者である上野
温子氏は世界会議に参加したことで計り知れない収穫があったことを
述べている。上野氏は日々の業務のなかで，「手術看護とは何か」を
テーマに取り組んでおり，手術看護に関するセミナーや講師の立場な
どを通じて手術室には看護があることを主張し，手術看護のあり方と
その方向性について折々に述べてきた。1979年（昭和54年）には
AORN（アメリカ手術室看護婦協会）の手術室看護師の組織化に影響
を受け，都内の手術室の看護婦長有志と手術室看護研究会を発足し手

術室看護に関する勉強会を開始している。このような状況のなかで上野氏は，世界会議に参加し，同じような手術看護に関する考えを持つ各国の手術看護婦の仲間たちに出会い，めざす方向性が同じであることを共有し力強さと勇気をもらったと述べている。また日本から参加した有志とも情報共有ができたことで，一層手術室看護研究会の発足の意義を強くした，とも述べている。

　その言葉の一部を紹介すると，「都内の有志と共に手術室看護の確立と質の向上を図りたい。そして第2回世界会議に参加された方々に，これを機に日本手術室看護研究会の設立に努力されんことを切に希望すると同時に一日も早く発足できるように努力したい。」と述べ，この世界会議への参加は意義があったと熱く語っている。

　この世界会議では，先に述べたように西沢氏が，「私たちの手術室の現状と問題点」について，順天堂大学医学部附属順天堂医院手術室病院婦長の上田禎子氏が「日本の手術室看護師の抱えている問題」について発表した。

　西沢氏は同口演の中でさらに労働環境や教育の現状調査を報告している。また手術室の看護の将来計画について3つの内容を上げている。

　　ⅰ．手術室専門看護婦の専攻コースを設け，このコースを修了した者に手術室専門看護婦としての資格，待遇を与えることができる制度をつくりたい

　　ⅱ．手術室看護婦の会を日本でつくりたい

　　ⅲ．手術室看護婦についてワークショップ，研究をもっと積極的に行いたいとし，この3つの計画を具体的に説明している。上田氏は，手術室婦長として，厳しい労働環境の課題のなかで，手術室看護婦の職務が極めて専門性の高いものであると求めながらも，それに対する報酬，資格などの制度は何も確立されていない現状を認識する必要性

Chapter. I　手術看護の変遷

がある，と管理者の立場で報告している。代表者たちの手術看護に対する強い思いと熱意により，手術室看護研究会を発展させた歴史がある。

　1980年代，西沢氏は手術室看護の定義について述べている。以下（原文のまま）手術室看護は，手術室において手術を受ける患者の専門看護婦による看護であり，その看護婦は，術前訪問をして情報を得，術中看護の計画を立て，術中にその計画を実施し，術後結果の評価をする，いわゆる周手術期看護であります。つまり，麻酔科医や外科医，そのほか関連する人々と協力して，手術室看護婦は，手術の間，正常なコミュニケーションの手段を失っている患者に代わって代弁者となり，患者の擁護者となる立場をとるわけである。

　また同時代の手術室看護師を目覚めさせた印象的な言葉がある。それは質の高い看護を提供するための方法はだれも与えてくれません。看護婦自身が作り上げなければならないこと，すなわち周手術期看護を行うことにより手術室の安全性をより高めることができると確信している，と述べている。

　このように，日本の代表者の先輩諸姉が手術室看護に携わるなかで，手術室のなかに看護があることを伝え，手術室看護を語る有志の手によって研究会を発足させ，今日の日本手術看護学会につながっているといえる。

2) 手術看護の専門性を考え始める時期

　わが国の手術看護の発展の起点となったのは，後に出てくる宮原多枝子氏の記録にも登場するが，第2回世界手術室看護婦会議に参加した日本の参加者によるものである。参加者たちは，手術看護が周術期看護として捉えられていること，それまで行っていた患者とのかかわ

りが手術室の中だけではないことに感銘を受けている。その時に代表
者であった上野氏は，1967年（昭和42年）の看護教育の新カリキュラ
ム改訂に苦悩していることを「オペナーシング」のなかで述べている。
新カリキュラムでは，看護とは患者のニードを捉えた精神的看護が重
要との観点から，手術室では技術的な面が多く看護とはいえないとい
われる苦悩のことを述べている。例えば，手術室実習終了後のカン
ファレンスのなかで学生側から「手術室には看護がない」との発言が
あり，指導者側からは「手術を受ける患者がいるのに，なぜ看護が存
在しないのか」と反論がでた。さらに学生側は「手術中は麻酔のため
患者に意識がなくコミュニケーションがとれず，精神看護ができな
い」とし，これに対して指導者側は「精神的な面だけが看護ですか」
と反論，患者の安全を守るために看護婦は何をすべきか，患者の体位
固定や出血量の測定，さらに麻酔科への援助など手術中の業務内容に
ついてそれぞれが看護か否かの議論がなされ，看護とは何かに発展し
たことを述べている。一方，手術手技の発展に合わせ手術材料の改良
や麻酔手技，取扱う薬剤の改良など急速に発達し変革の時期にさしか
かっていた。1970年代（昭和50年代）こそが手術看護とは何か，専門
性とは何かを考え，試行錯誤しながら看護の本質を捉えようとした時
期であった。

3) 手術看護の専門性が確立する時期

　手術看護の専門的な発展は，術前から術中に発生しうるリスクを予
測し，予防看護を提供するとともに術後回復を促進するための援助ケ
アが重要な役割であることが，1980年代ごろから2000年代にかけて
いわれるようになった。

　手術は人の一生において重大なイベントでありめったに体験される

Chapter. I　手術看護の変遷

ことではない。その意味でも看護師は患者の視点に立った関わりが必要である。また手術侵襲と同様に手術に必要な麻酔さらには器械器具など手術に関連する場面の一つひとつにおいてリスクをはらんでいる。そのリスクを回避し，また手術侵襲を最小限にすることは手術看護の一環として重要なことである。また低侵襲手術の開発や術後管理技術の進歩によって，ボディーイメージの喪失や術後機能障害は軽減されたとしても，術後長期にわたる継続的な健康管理が必要となる場合が多い。そのため患者が自ら回復過程として主体的に治療過程に参加し，その後の健康的な生活のために新たな療養行動を構築できるような継続した支援が必要となってきていると中村露子氏は述べている[10]。

4）周術期看護の確立

　在院日数が短縮してきている現代こそこの支援が必要であることを実感させられる。土藏愛子氏は手術看護の専門性について『手術看護にみる匠の技』の著書において報告している[11]。その内容は，1993 年小島操子をはじめ櫻井未香，佐藤紀子他，角郁子，河合桃代などの報告を基にしている。例えば小島は，手術看護が行う専門的な内容を整理し伝えている。①心身の危機的状態のアセスメント，②心理的支援，③安全の確保（手術体位の固定，関連しておこる二次障害の予防，事故防止，感染防止），④手術の直接介助，⑤急変での対応，⑥チームプレー，⑦倫理的配慮，である。これらの報告をもとに土藏氏は，手術看護の専門性を次のように述べている。手術は治療目的で患者の生命の危機に及ぼすような大きな侵襲が加わるため，実践する技術は洗練されていなければならない。特に感染管理は高い専門性が求められる。手術看護は一般病棟などにおける看護と異なった部分があるとし

21

ている。手術室看護師は患者が安心して手術が受けられるように，不安や恐怖を和らげる働きとともに手術の侵襲を少なくするためにチームの一員として活動する役割があることを述べている。手術看護の役割と専門性について，西沢氏は「手術室看護に対する意識の高い看護婦達が活動することで，それぞれが手術室看護の本質に触れ，看護の意味と価値を構築してきた」と伝えている。

このように日本の手術看護を考える先輩看護師諸姉によって手術患者中心の看護について論議され，教育の場や実践現場に語り継がれたことで手術看護は発展し，手術看護の専門性が形成され，今日の手術看護がある。

❖文　献

1) 松木光子編：看護学概論第 4 版―看護とは・看護学とは―，p30-48，ヌーヴェルヒロカワ，2007
2) 雄西智恵美，秋元典子編：周手術期看護論第 3 版，p7-13，ヌーヴェルヒロカワ，2014
3) 佐藤　裕監，桑野博行編：外科学温故知新，p12-33，大道学館出版部，2012
4) フローレンス・ナイチンゲール著，小玉香津子，尾田葉子訳：看護覚え書き．日本看護協会出版会，2011
5) 平岡敬子：占領期における看護制度改革の成果と限界―保健婦助産婦看護婦法の制定過程を通して―．看護学統合研究，2：11-27，2000 http://www.hbg.ac.jp/univ/nurse/3kenkyukatudou/tougoukenkyu2-1-2000/v02-01-02.pdf
6) 見藤隆子，小玉香津子，菱沼典子編：看護学事典第 2 版，日本看護協会出版会，2011
7) 土藏愛子，佐藤紀子，中村裕美，西田文子：看護基礎教育における手術室実習の現状と課題（その 1）（その 2）（その 3）．日本手術看護学会誌 2(2)，186-187，2006
8) 清水嘉与子：保健師助産師看護師法 60 年史総論，保助看法 60 年史編纂委員会編保健師助産師看護師法 60 年史―看護行政のあゆみと看護の発展―，p2-8，日本看護協会出版会 2009 https://www.nurse.or.jp/home/publication/pdf/2009/hojyokan-60-2.pdf
9) 西沢ミツ代：日本における手術室看護婦の現状と問題点．ポイントオブビュー 1(1)：3-11，1981
10) 中村露子：今こそ考えたい手術看護の現状と課題．オペナーシング 24(8)：801-804，2009
11) 土藏愛子：手術看護に見る匠の技，東京医学社，2012

Chapter. I　手術看護の変遷

❖参考文献

・大森文子：大森文子が見聞した看護の歴史―「看護」を考える選集 15，p43-44，日本看護協会出版会，2003
・クリスティン・ハレット：ヴィジュアル版看護師の歴史．小林政子訳，p94-95，p102-103，国書刊行会，2014
・川島みどり：日本の看護のあゆみ歴史をつくるあなたへ．p2-5，p18．p68-69，日本看護協会出版会，2014
・パトリシア・A・ハーキュルズ：教育―卓越するための基礎．オペナーシング 4(4)：72-78，1989
・上野温子：AORN の歩みとこれからの手術室看護．看護技術 28(10)：1376-1382，1982
・小島操子：周手術期の看護の現況と展望．臨牀看護 19：716-719，1993
・土藏愛子・草柳かほる編著：こころに寄り添う手術看護，p1-21，医歯薬出版，2014

Chapter. II
日本手術看護学会の
誕生と設立

宮原　多枝子

1. 手術看護研究会の立ち上げ
　　―AORN との出会い―

　日本手術看護学会は，前身を手術室看護研究会として 1979 年（昭和54 年）5 月に東京で産声を上げた。当初は東京都内の有志 24 名の小さな集まりの勉強会であったが，そのきっかけは Association of peri-Operative Registered Nurses；アメリカ手術室看護婦協会（以下AORN）との出会いであり，研究会の設立に AORN の存在は欠かせない。

1) AORN スタッフの日本訪問とウェルカムパーティ開催

　1978 年（昭和 53 年），第 1 回世界手術室看護婦会議がフィリピンのマニラ市で開催され，日本からも 20 数名の手術室看護師が参加している。会議の帰途，100 名余の AORN 会員が東京に立ち寄った。1 日目は都内の病院 8 施設で見学，その夜は歓迎パーティを（見学施設合同で）開催し，和やかな交歓の場となった（**写真 II -1，2**）。当時は，一

25

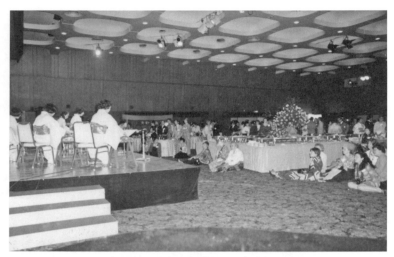

写真Ⅱ-1　手術室看護師による琴の演奏

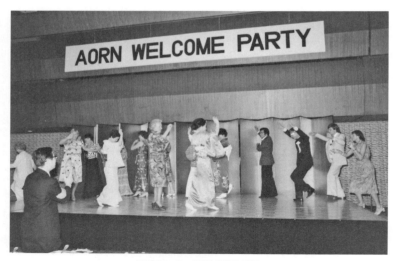

写真Ⅱ-2　阿波踊りの輪

Chapter. Ⅱ　日本手術看護学会の誕生と設立

般的な海外との交流は少ない時代なので，できるだけ日本の文化でおもてなしをしようと考え準備した。各施設が協力し合い，看護師による琴の演奏，生け花で演出し，また日本側の手術室師長は和服で出迎えた。初めて見る箏や生け花に感動の様子であった。宴たけなわの頃舞台で阿波踊りが始まると，アメリカの看護師たちは早速見よう見まねで踊りはじめ，舞台からフロアまで踊りの輪が広がった。

2）AORN 主催セミナー

　2日目は AORN 主催のセミナーが開催された。テーマは「アメリカの手術室看護の現状と組織」「テクニシャンによる器械出しについて」であった。

　初めて聞くアメリカの手術室看護と組織化は，彼女らを通して専門職としての自信やパワーを感じさせた。

　テクニシャンによる器械出しについては，アメリカでは第二次世界大戦で多くの看護師が戦場に駆り出されたため，病院では看護師不足の状態が続き，器械出し業務は資格のない助手に代用させていた。戦後，すべてが以前の状態に戻ることなく，「器械出し業務」がそのまま無資格者により行われ，認知されつつあった。そこで「器械出し業務」が日本ではどのように考えられ，どう行われているか，その実態についてのディスカッションが行われた。

　当時（1960～1980 年代）の日本も極端な看護師不足であった。手術室は必要な人員を満たしていない状態であり，手術に支障をきたすことがあったため一部の医師の間では，“器械出しは看護師でなくてもよい”，という声が出ていた。したがってアメリカの状況を聞き，驚きはあったが，一方で理解はできた。

　アメリカでは，テクニシャンたちは，「器械出し業務」の仕事を容易

27

に手放すのではなく，自分たちの新たな職業として教育，訓練をして，無資格から資格を得ることができるように要求をして立ち上がった。一方日本では，1970年代後半頃より医療の急速な進歩に伴い手術室の業務は複雑化を増したが，「器械出し業務」については「看護婦の仕事」として乗り切ってきた。

3）都内病院の手術室師長有志による勉強会開催

　AORNスタッフの見学受け入れや，歓迎会，セミナー開催を通してAORNの活動を知り，また手術室師長の横の連携ができたことで，日本でも同様の集まりを開催したいとの話が持ち上がった。

　研究会立ち上げにこぎつけたのは次の三氏の努力とリーダーシップによるところが大きい。初代会長の久保田歌子氏（東京大学医学部附属病院），二代目会長の上野温子氏（東京医科歯科大学医学部附属病院），と後藤康子氏（東京大学医科学研究所附属病院）である。三氏は都内の病院の看護部長を訪ね，研究会設立のため，その意義と必要性を説明し，手術室師長らの参加を要請した。その努力の結果，24名の師長らが集まり，勉強会を開始することができた。

　1967年（昭和42年）の新カリキュラム改正は，看護の概念を変えた。手術室の看護は『成人看護学』のなかの"急性期看護"に含まれ，看護学生の手術室実習も減少または廃止となった。われわれ有志は，「手術室では技術的な面が多く，看護とはいえない」「手術室に看護はあるのか」というまわりの声に自問自答しつつ，"患者がいる限り手術室に看護はある"との強い信念を持って，「手術室の看護を考える組織」を結成した。

　当時，日本看護協会が主催する看護学会を中心に看護研究発表や講習会は行われていたが，日常の業務活動の中心は自施設内に留まり，

Chapter. Ⅱ　日本手術看護学会の誕生と設立

他施設との交流や情報交換は全くなかった。院内教育や系統だった看護のプログラムでの講習会は行われておらず，卒業後はそれぞれの施設のやり方で業務に必要な知識や技術を習得していた。

　こういう時代背景のなか，特定の看護分野で勉強会を立ち上げ，情報交換や看護の将来について語るのは，とても新鮮で意味のあることであった。毎回熱のこもった勉強会を重ねるうち共通の悩みや問題，課題を抱えていることがわかった。また勉強会の一環として企業や病院訪問を行いとても良い経験であった（**エピソードⅡ-1，写真Ⅱ-3**）。

　まず初めに新人看護師の教育パンフレットを作成した。これは各施設の指導内容や方法を土台にして作成した。次に勉強会の将来像について語り合い，日本の手術室看護を発展させるためには研究会を設立する必要性を感じ，歩み出した。

2. 関東甲信越地区手術室看護研究会発足

　以上の経緯を経て，冒頭に述べたとおり 1979 年（昭和 54 年）関東甲信越地区手術室看護研究会が発足した。

1）研究会の活動
（1）研究会の名称
　当初より，将来は“日本手術室看護研究会”へ発展という高い目標があったため，名称を関東甲信越地区手術室看護研究会とした。
（2）目的
　手術室看護の質の向上，専門性の確立，会員相互の連携を図る。
（3）組織図と会則
　会長，副会長，理事，評議員，会計，会計監査

> **エピソードⅡ-1**
>
> ・企業訪問：ディスポーザブル注射器メーカー
>
> 　医療現場に変革をもたらし普及の過程にあったディスポーザブル注射器の工場を訪問した。厳重な製作工程や環境を目にし，安全性と安心の確認ができた。医療現場へ普及し始めの頃でユーザーとしてメーカーとの意見交換もでき，使用上の問題点をいくつか提言することができた。
>
> ・病院訪問：横田基地内米空軍病院
>
> 　日本で他国の病院を訪問するまたとない機会を得た。訪問では日本と違う面が多くあり勉強になった。①空軍病院は規模の大小にかかわらず設備や備品は同じである。②職員はすべて職種を問わず白のスニーカーを履くルール（音を立てない，安全性，機敏性）である。③必要物品は用途に合わせすべてパッケージ化（入院時の必要品もパッケージになっていた）。④感染性の廃棄物はハザードマークのついた容器で管理。
>
> 　今日の日本では当たり前のことがすでに行われており，目を見張るほどの差を感じた。
>
>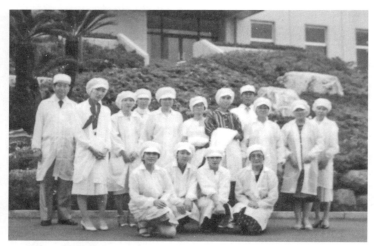
>
> 写真Ⅱ-3　企業訪問（ディスポーザブル注射器の製造工程見学（1980年代初め））

Chapter. Ⅱ　日本手術看護学会の誕生と設立

（4）運営と活動

　役員会議（理事会・評議員会），予算編成，活動方針と活動内容（年１回看護研究発表会開催，会員のための勉強会企画と実施），会費設定と徴収，総会開催（年１回の看護研究発表会時）

（5）地区研究会の設立推進と統一

（6）会員募集

2）手術室看護研究会開催

（1）第１回手術室看護研究会記念講演会（写真Ⅱ-4）

　1980年（昭和55年）10月，第１回手術室看護研究会記念講演会を開催した。参加者は260名余りであったが，記念すべき第一歩を歩みだした瞬間であった。

　プログラムは，医療事故をテーマとした講演，小児病院における術前訪問，英国の術前訪問の実際（VTR日本語訳付）などの講演が中心であった。講師選定，運営，案内状発送や会場設定などを含めて，すべて手探り状態であったが，参加者は肯定的反応であったため勇気づけられた。

（2）第２回手術室看護研究会（関東甲信越地区）開催

　1981年（昭和56年）9月，第２回手術室看護研究会（関東甲信越地区）では，下記の講演を企画した（写真Ⅱ-5）。

　AORN第６代会長イナ・ラブ・ウィリアムズ女史（写真Ⅱ-6）を招聘し，AORNの組織や運営，活動について講演を依頼した。その内容は，

　①組織と専門職の遂行について

　②AORNの設立について

　③AORNの理念，目標，構成，組織化

　④会員の獲得と維持について

手術看護の歴史

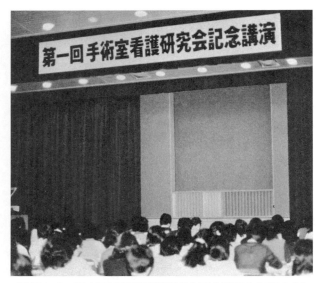

写真Ⅱ-4　第1回手術室看護研究会記念講演会（1980年）

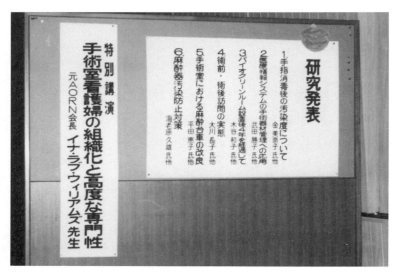

写真Ⅱ-5　特別講演テーマ

Chapter. Ⅱ　日本手術看護学会の誕生と設立

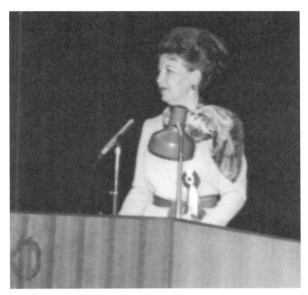

写真Ⅱ-6　イナ・ラブ・ウィリアムズ女史講演風景
（1981年）

であった。女史の言葉にあった「ニーズ，必要性，望みの3つの要素があれば必ず組織化することができる」という力強いメッセージに，始まったばかりの研究会のメンバーは大いに勇気づけられ，活動の大指針になった。その後もAORN会長らをゲストに迎えて，アメリカの手術看護の現状や専門職の目指す方向性などの講演を通した交流は現在まで続いている。

(3)日本看護協会の後援

　研究発表会は，日本看護協会の後援を得て開催した。日本看護協会は手術室看護研究会の存在を認め，「もし会員からの問い合わせがあれば手術室看護研究会を紹介する」という場面もあり支援を受けることができた。また研究会に臨席した日本看護協会会長は直々に手術看

護への理解と研究会活動へのサポートを力強いメッセージの挨拶に役員一同，感動とともに大きな責任を感じた。

2回以降は会員のアンケートをもとに看護研究発表会や教育講演，セミナー，医療業者の協賛を得て展示を取り入れるなど内容を工夫した。

発表演題は，術前訪問，感染防止対策，業務改善などがテーマとして挙がった。AORN に見習い，昼の休憩時間を2時間としたため研究発表を聞いた後の展示会場は人だかりができていた。

とくに医療器材の展示会では，手術室で使用する器材を直接見て，触わって，メーカーから直接説明を受け興味を示した。日常業務が手術室のなかと限られた行動範囲の手術室勤務者にとって新しい情報に接する機会が少ないため多くの器材を一度に見聞きできることは大変貴重な体験となった。

関東甲信越地区手術室看護研究会は，1980 年（昭和 55 年）の第 1 回から 7 年間，徐々に規模を拡大し，研究発表，教育セミナーなど内容を充実させながら手術室看護師に学習の機会を提供してきたが，第 7 回をもって終了し，全国組織統一後は日本手術室看護研究会として出発することになった。

3) 都内手術室師長勉強会の開催―師長が抱える管理上の問題と対策

1970 年代に入ると医学・医療の発達，テクノロジーの発達により手術治療は複雑化し，難易度の高い手術や年齢層の拡大，次々導入される医療用機器・器材，患者監視装置などが一気に押し寄せた。

手術室の管理・運営を担う師長には，手術を受ける患者の看護，手術室スタッフの管理のほかに上記のような問題への対応など責任と役

Chapter. Ⅱ　日本手術看護学会の誕生と設立

割の範囲が拡大した。

　このような背景を捉え，研究会は広く都内の手術室師長に呼びかけ，それぞれが抱える業務内容と問題点，看護との関連，対策についてグループワークした。主なる問題点として次のような内容が挙がった。

　①人員不足の問題，②新人を含む看護師の教育，③機器の管理（使用方法の習得，メンテナンスなど），④物品管理，⑤薬剤の管理，⑥手術室の清掃など，いまだ手術室の管理すべてが看護師長に任されており，そのために多くの時間を割いている現状がわかった。複雑化する手術室の業務に反比例し，管理方法は旧態依然のままであり，同時に孤軍奮闘する手術室師長の姿が浮き彫りになった。看護師不足については，手術室ベッド数，1手術ベッドあたりの看護師配置数の現状および適正人数についても議論した。手術ベッドの回転数や手術の難易度，手術時間など病院によって条件が異なり，施設の特徴もあるため結論は出なかったが，話し合いの意味はあった。その他新人看護師の教育方法や教育用の冊子の作成，医療用機器の増加に伴い専門知識をもった ME 技士の必要性，看護以外の業務として物品管理や清掃が挙げられた。それぞれの師長が（多忙さと格闘しながら）漠然と悩みを抱いていた自らの業務・役割が整理され，ほかの施設と問題を共有し，情報交換できたことは大きな意義があった。

4）手術室看護研究会のロゴマーク作成

　1984 年（昭和 59 年）第 5 回手術室看護研究会を機に手術室看護研究会のシンボルマークとなる『ロゴマーク』を作成した（**図Ⅱ-1**）。ロゴマークの意図するところは，手術は直接生命にかかわるものとして中心に心臓（花びらの色で動脈と静脈を表している）が置かれ，そこに全国の同じ目的をもっている人たちが集まってくるという意味を込め

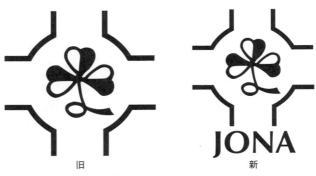

図Ⅱ-1　ロゴマーク

て，十字の道がついている

　2005年の第19回年次大会より，従来の集録集を学会誌「日本手術看護学会誌」Vol.1 No.1 Oct. 2005に一新した。これを機にロゴマークのデザインを一部変更した。

5）各地区手術室看護研究会設立および統一
（1）各地区設立の経緯
　関東甲信越地区に続き各地区（大阪，名古屋，兵庫など）で次々と手術室看護研究会が立ち上がった（**写真Ⅱ-7，8**）。きっかけはスイスローザンヌでの第2回世界手術室看護婦会議への参加の機会に，関東甲信越地区の研究会発足の情報や世界会議で刺激を受け，各地区の師長たちが中心となり，それぞれの地区で研究会を立ち上げた。その後13年間で11地区に増え，全国をカバーした（**表Ⅱ-1**）。2014年（平成26年）大阪・兵庫・京都の3地区が統合して近畿地区となり，2015年（平成27年）現在，9地区で活発な活動を展開している。

Chapter. Ⅱ 日本手術看護学会の誕生と設立

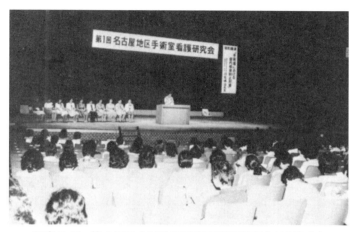

写真Ⅱ-7 第1回名古屋地区手術室看護研究会（1982年）

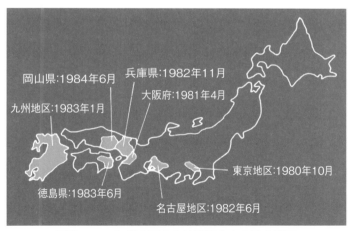

写真Ⅱ-8 初期の頃の各地区研究会の設立状況

手術看護の歴史

表Ⅱ-1　各地区手術看護研究会設立年度

設　立　年	地　区　名	所　属　都　府　県
1980（昭和55）年10月	関東甲信越地区	東京，神奈川，埼玉，千葉，群馬，栃木，山梨　長野　茨城，新潟
1981（昭和56）年04月	大阪地区	大阪，滋賀，奈良，和歌山
1982（昭和57）年06月	名古屋地区→東海地区	愛知，岐阜，三重，静岡
1982（昭和57）年11月	兵庫地区	兵庫
1983（昭和58）年01月	九州地区	福岡，大分，佐賀，熊本，長崎，鹿児島，宮崎，沖縄
1983（昭和58）年06月	徳島→四国地区	徳島，香川，愛媛，高知
1984（昭和59）年06月	岡山→中国地区	岡山，広島，鳥取，島根，山口
1986（昭和61）年06月	北陸地区	石川，富山，福井
1988（昭和63）年08月	東北地区	青森，秋田，山形，岩手，宮城，福島
1990（平成02）年09月	北海道地区	北海道
1992（平成04）年06月	京都地区	京都
2014（平成26）年	近畿地区	大阪，兵庫，京都，滋賀，和歌山，奈良

（2）各地区研究会との交流

　各地区研究会は互いの交流はないが，それぞれが関東甲信越地区同様の活動を精力的に開始していた。（10周年史，学会およびセミナー，p46〜127参照）

　関東甲信越地区手術看護研究会は発足当初より規約の活動方針に「地区研究会の設立推進と統一」を掲げ，全国組織統一化の目標へ向けて下記のような機会を捉えて統一への働きかけを行った。

　①関東甲信越地区看護研究発表会へ各地区役員を招待し，終了後に懇親会で交流し，地区の現状について情報交換

　②隔年ごとの世界会議参加者の間で各地区の現状を情報交換，統一

Chapter. II 日本手術看護学会の誕生と設立

を打診

③演題募集―全国 200 床ベッド以上の病院へ原稿募集

④全国国立大学手術室看護婦協議会の場で研究会会長(国立大学附属病院勤務)より研究会の意義と地区立ち上げについて説明, 中心的役割となるよう要請

(3)日本手術室看護研究会設立準備委員会プロジェクトチーム発足

1985 年(昭和 60 年), 統一への機運, 意志が固まり, 各地区代表者からなる委員会を結成, 目標を 1987 年(昭和 62 年)に置き, 全国組織統一へ向けての準備を開始した。

検討内容:会の名称, 組織, 運営費, 役員数, 各地区会員の扱い, 会費など。

1987 年(昭和 62 年)4 月, 設立総会を迎え, 日本手術室看護研究会発足の運びとなった。さらに 1995 年(平成 7 年)名称を日本手術看護学会に変更し現在に至っている。

3. 日本手術室看護研究会発足

1) 設立総会開催(写真 II-9)

1987 年(昭和 62 年)4 月, 日本手術室看護研究会設立総会が 400 名近い参加者のもと開催された。―以下当時の会報第 1 号より抜粋―

まず設立準備委員会委員長より統一へ向けての経緯の説明, 会長の「専門性確立に努力する」という力強い挨拶と各地区の設立および活動に貢献した功労者表彰が行われ惜しみない拍手が上がった。

続いて東京都看護協会会長, 日本手術部医学会理事長からの祝辞があり日本看護協会会長, AORN 会長やイナ・ラブ・ウィリアムズ女史からの祝電が披露された。最後に特別講演「21 世紀に求められる女性

手術看護の歴史

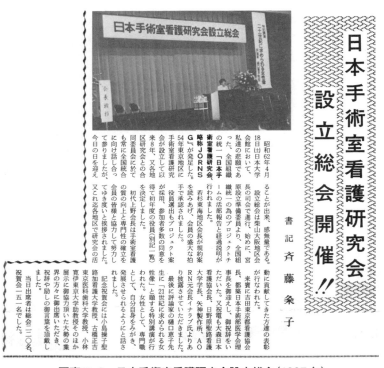

写真Ⅱ-9　日本手術室看護研究会設立総会（1987年）
（会報第1号，日本手術室看護研究会）

像」があり人口の高齢化，医療の高度化のなか，求められる看護の心について考えさせられる内容であった。

2）第1回日本手術室看護研究会年次大会開催

　1987年10月4日，全国組織統合初の第1回日本手術室看護研究会年次大会を開催した。全国からの参加者700余名が会場の日消ホールを埋めた。プログラムは研究発表8題，パトリシヤ・A・ハーキュル

ズ女史（AORN 次期会長）の招待講演「教育：卓越するための基礎―ア
メリカにおける手術室看護教育の現状―」，同年 9 月の第 5 回世界手
術室看護婦会議（シンガポール）の報告，医療器材の展示であった。発
表演題は術中の体温管理，体位固定時の安全・安楽，術前訪問など手
術看護に関するものであった（「学会 10 周年史」p39 を参照）。

3）学会組織としての発展の経緯

　日本手術室看護研究会は 1987 年（昭和 62 年）の発足以来精力的に地
区研究会と協力し，研究会が掲げる目的が日本の隅々の手術現場まで
届くようにと願い活動を続けてきた。

（1）研究発表会（年次大会）

年 1 回開催。

（2）運営

役員会（理事会，評議員会）：毎月 1 回

総会：年 1 回年次大会時に活動報告を行い会員の承認を得る。

　報告内容：事業報告（実施報告と次年度計画案），役員会報告，会計
報告（決算書と予算案），会計監査報告

　役員改選と承認。

（3）プロジェクト委員会による学会運営（会報第 28 号より）[1]

　1999 年（平成 11 年）会則を一部変更し，学会の運営の仕組みと事業
内容を検討し，次の 6 つの委員会（プロジェクト委員会）を設置した。
日本手術看護学会は発足より 12 年が経過し規模も次第に拡大，会員
のニーズ，本学会の役割について整理する時期に来ていた。事業の計
画・遂行に当たっては理事・評議員からなるプロジェクト委員会を中
心に行うようになり，学会の活動がより明確にみえるようになった。
全体を理事・評議委員会の合同委員会で共有し，結果は年 1 回の総会

で報告，承認を得た。

　①学術集会・総会・大会運営，②教育委員会，③認定委員会，④手術看護基準委員会，⑤調査委員会，⑥会員サービス（入会案内，文献サービス，会報発行―年2回）

(4)年次大会期間の延長

　年次大会は会を重ねるごとに参加人数も増加し，発表演題の応募数も多くなってきた。1991年（平成3年）には開催日数をそれまでの1日から1日半に，さらに1995年（平成7年）からは2日間とした。研究発表，シンポジウム，教育講演など取り上げる内容が多くなったためである（内容は，「学会10周年史」p39〜45[2]，「20周年史」p36〜38[3]を参照）。

　参加人数も順調に伸び，1日の参加人数が1,000名を超えるようになった。しかし当時の参加者アンケートの記録からは，手術看護学会の取り組みを肯定的にみている反面，研究発表に関しては手厳しい評価がうかがえる。参加者はさらなるレベルアップを求めていた。

　研究の質を上げることは手術看護学会の重要な課題であった。

(5)年次大会開催を地区へ

　1996年（平成8年），第10回を迎えるに当たり，年次大会の開催地を東京から地区へ移し，大会長は担当地区の会長が担当した。そのねらいは，手術看護の浸透，地区会員および手術室看護師の学会への関心を高め，モチベーションを上げる，当該地区会員の学会への参加を容易にすることにあった。

　地区開催の初めの第10回大会は，10周年の記念大会として関東甲信越地区が担当し，第11回大会を大阪地区（**写真Ⅱ-10**），以降各地区が順番に担当してきた。プログラムは担当地区で企画案を作成し，それを本部役員会で検討し決定した。地区のアイデアがふんだんに入

Chapter. Ⅱ 日本手術看護学会の誕生と設立

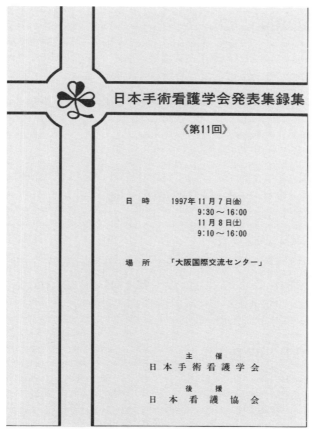

写真Ⅱ-10 学会を地方で開催，大阪国際交流センター（1997年）

り，会を重ねるごとに内容，質ともに魅力あるものになっている。

　地区開催は担当地区に大きな恩恵をもたらした。地区の役員はじめ，会員が一致協力し，結束が強くなり成功に導いていた。また開催地では，街（地域）を上げて歓迎ムードになった。

43

4. AORN について

　AORN はアメリカの手術室看護師の団体であり，本部はコロラド州デンバーにある。会員は約 4 万名（2015 年）を擁している。

　毎年年次大会を開催し，周術期看護の発展，手術室看護師のキャリア形成，リーダーの育成，マネジメント，政策提言など会員の利益に資する，質の高い活動を幅広く行っている。

　また AORN は 1978～2007 年まで世界手術室看護婦会議のスポンサーとなり世界の手術看護の方向性を示した。

1) AORN の成り立ち

　1949 年（昭和 24 年）1 月，ニューヨーク市の 17 名の手術室師長が協会を立ち上げ，1957 年（昭和 32 年）第 4 回年次大会で AORN 設立が表決された。その後全米に 349 支部（2000 年）が誕生している。

2) AORN の活動

　年次大会をはじめ，外科領域各分野の教育イベント，各種セミナー開催，出版物の発行，月刊 AORN ジャーナルの発行，CNOR（Certified Nurse, Operating Room）取得のための教育サポート，周術期看護の実践のためのガイドライン作成，世界会議のスポンサー等々多彩な組織活動を展開している。とくに月刊 AORN ジャーナルは，手術医療・看護に関する新しいテクノロジーと知識，倫理やエビデンスに基づく研究，教育・指導，周術期看護の実践報告など質の高い豊富な内容で，世界の多くの国で購読されている。

　手術室の看護基準ともいうべきガイドラインや推奨基準は，エビデンスに沿って毎年更新され，現場の看護師の行動指針となっている。

Chapter. Ⅱ　日本手術看護学会の誕生と設立

3）AORN が掲げる周術期看護の定義

　周術期看護師は，外科的治療を受ける患者が経験する，周術期(術前，術中，術後)を通して，看護過程に基づく看護を提供する役割と責任を負う〔1978 年(昭和 53 年)，AORN 第 25 回大会において採択された手術看護の定義〕。

5．AORN 年次大会と世界手術室看護婦会議

1）AORN 年次大会(エピソードⅡ-2)

　第 1 回年次大会は 1954 年(昭和 29 年)で以降毎年開催され，2015年で 62 回を数える。手術室看護師に外科領域各分野の学習や看護師資格の更新，キャリアアップの機会を提供している。

　5 日間にわたる大会は，初日の華やかな開会式，親睦の夕べ，役員の選挙，教育セッション，医療機器の展示と多彩なプログラムで構成される。専門職を支援する組織の役割と歴史が生きづいている。

　会議および参加要領は Web にて公開され，世界の誰でも参加自由

エピソードⅡ-2

AORN 年次大会開会式の様子(1996 年第 43 回ダラス大会に出席)

　会場のダラスコンベンションセンターは，アメリカ全土から参集した 1 万人以上の参加者で埋め尽くされていた。会場には 2 台の大型スクリーンが設置され，最前列の歴代 AORN 会長が大写しで紹介されるや拍手の嵐，また基調講演や功労者の紹介，表彰ではスタンディングオベーションと拍手，参加者が一体となったまさに一大イベントであった。さらに全米外科学会会長や，全米麻酔科学会会長の来賓挨拶があり，最後にクリントン大統領からの祝電が披露され，AORN が政府の政策にもかかわっていることが証明された一幕もあった。

である。

2）世界手術室看護婦会議

　1978年第1回目はフィリピンのマニラ市で開催され，世界35カ国から1,200名の参加者があった。

　世界会議開催にあたり AORN 会長 Jean E. Davis，RN は次の3つのポイントで世界会議の意義を以下のように述べている[4]。

　① 我々は看護婦として普遍的な任務をもっており，そのうえに手術室看護婦として，外科疾患の患者に対し高度に専門化された看護を施し，患者を無事に回復へと導く任務に挑戦している。

　② 我々の知識や技術については相互の理解と関心によって一致している，誰もが関心をもっている問題として現代そして未来の手術室看護において何が求められているかの探究。

　③ この世界会議での意見交換─手術室看護婦の教育，無菌操作の応用，手術室環境の管理，看護婦の社会的，政治的，経済的パワー等について探究。

　以上のように述べ，さらに「相互理解に言葉はさして障害にはならない，この4日間を，話し合い，意見交換していくと，この世界がいかに小さくお互いが身近にいるものだと気づくでしょう」と付け加えた。手術室看護の未来に向けての力強いメッセージが世界に向けて発信された。

　こうして世界会議は世界の各地で隔年開催された。そして2007年韓国ソウル大会で14回を数えた（**表Ⅱ-2**）。毎回の参加国は30～40カ国にわたり，参加人数も2,000名を超えている。日本からは第1回のマニラ会議に続き，第2回目のスイス・ローザンヌ会議の参加者はさらに多くなった（第2回75人）（**写真Ⅱ-11**）。

Chapter. Ⅱ　日本手術看護学会の誕生と設立

表Ⅱ-2　世界手術室看護婦会議（第1回～14回）とテーマ

回数	開 催 地	開催年	テ ー マ
1	マニラ（フィリピン）	1978	新しい歴史を私たちの手で
2	ローザンヌ（スイス）	1980	看護の責任遂行
3	ハワイ（アメリカ）	1983	患者看護と手術室看護婦に課せられた任務：看護実践の範囲
4	ハーグ（オランダ）	1985	世界のすみずみまで行きとどいた看護を
5	シンガポール	1987	世界のすみずみまで知識の追求を
6	ウィーン（オーストリア）	1989	将来に備えて：専門的な周術期看護の実践
7	バンクーバー（カナダ）	1991	"さあ"力をつけよう：専門性発展に向けて，環境改善に向けて
8	アデレード（オーストラリア）	1993	強さを身に着けるために：明日の世界に向けて
9	ハンブルグ（ドイツ）	1995	生命（いのち）と触れあい，周術期看護婦の未来を築く
10	トロント（カナダ）	1997	周術期看護：グローバルパートナーシップを祝って
11	ヘルシンキ（フィンランド）	1999	周術期看護のエッセンス
12	クライストチャーチ（ニュージーランド）	2001	次世代へのビジョン：新しい始まり
13	バルセロナ（スペイン）	2005	一つの世界；共に働く
14	ソウル（韓国）	2007	周術期看護の世界：エビデンス・実践・未来

　ローザンヌの会議では興味深いセッションがあったが，発表はすべて英語で行われ，同時通訳はフランス語とスペイン語だけであったので日本の参加者は言葉のギャップに苦しい思いをした。

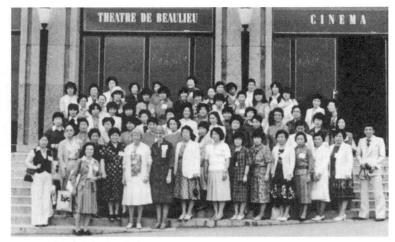

写真Ⅱ-11　第2回世界手術室看護婦会議，日本からの参加者（1980年，ローザンヌ・スイス）

3）IPC（International Planning Committee；国際企画委員会）

　IPCは，AORN理事長，会長ほかAORN教育担当者，カナダ，イギリス，オーストラリア，ニュージーランドなどで構成されていた。

　第3回ハワイ会議（1983年）（**写真Ⅱ-12**）は，日本にIPCメンバーとしての要請があり，早速関東甲信越地区から代表者を派遣し，会議のテーマ，プログラムの企画に貢献した。また，前回の体験を踏まえ，日本語の同時通訳付きの参加が可能となった。また，IPC参加で日本からもテーマを提案し，決定したテーマをより早く会員に提示でき，発表者の準備のためによい効果をもたらした。

Chapter. II　日本手術看護学会の誕生と設立

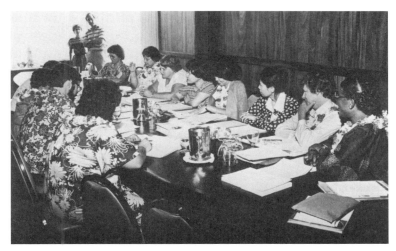

写真II-12　IPC国際企画委員会，メンバーとして参加(1983年，ハワイ・アメリカ)

4）世界手術室看護婦会議の流れ

① 参加登録(registration)，② 開会式(opening ceremony)，③ International Fellowship Night(国際交流の場)，④ 演題発表(大会2日目〜5日目)，⑤ 医療機器展示

(1)開会式(写真II-13)

会議は5日間にわたり開催される。初日は開会セレモニーと当日夜のインターナショナルフェローシップナイトで終わる。セレモニーではまず参加国が読み上げられ，参加者が国旗を手に起立するや大きな拍手で歓迎される。参加人数にかかわらずその顔はとても輝いていた。その後，IPCメンバー全員が壇上に勢ぞろいし，AORN会長より一人ひとり国名と氏名の紹介がある。その後，AORN会長，大会長(開催国)挨拶に続き基調講演があり，セレモニーは終了する。参加者は思い思いに自国の国旗を背景に記念撮影をするなど，国際会議に参加し

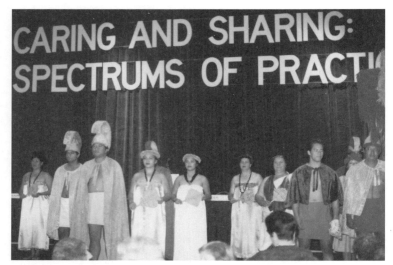

写真Ⅱ-13　第3回世界手術室看護婦会議オープニングセレモニー（1983年，ハワイ・アメリカ）

た高揚感を漂わせていた。

　1日目夜のインターナショナルフェローシップナイトでは，参加者は民族衣装を身にまとい，さまざまなパフォーマンスで大いに盛り上がる（**写真Ⅱ-14**）。言葉の壁はあっても，お互いの国に興味を示し，小さなプレゼントを交換したり，記念撮影や名刺交換をしたり，音楽に合わせてダンスをしたりと国境を越えて楽しい時間を共有する。日本の着物や浴衣も大変興味の対象となった。

(2) 演題発表

　2日目からは演題発表と医療機器展示の閲覧である。発表は1セッションを3人で担当し1人20分枠で行われる。同じセッションでも視点の違いやヘルスケアの問題など自国との共通点や看護の多様性に触れ，大きな学びの場となった。また，倫理面や安全性に関する発表

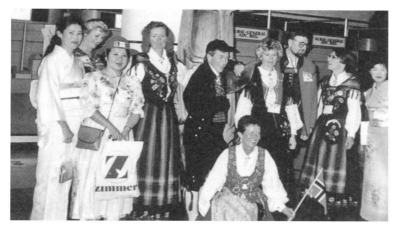

写真Ⅱ-14　インターナショナルフェローシップナイト（第7回世界手術室看護婦会議，1991年，バンクーバー・カナダ）

ではその重要さに気づき，振り返りの機会となった。

　発表方法はリピート制をとり，参加者が希望の発表をできるだけ多く聞けるようにとのスケジュール上の配慮がされていた。すなわち発表者は曜日を変えて2回発表することになっていた。

(3)評価の仕組み

　どの会場も常に満席状態で，参加者からの（最も多いのはアメリカ人）質問が多くとても活発であった。参加者は各会場の入り口でマークシート用紙を受け取り，発表を5段階で評価する。評価内容は発表のテーマおよび内容，スライドの用い方は適切か，理解しやすかったか，聞き取りやすさなど多方面から評価するものとなっている。評価用紙は回収ボックスで回収され，後日発表者に結果がフィードバックされる仕組みである。一方，アメリカ人看護師は同じシートが，看護師資格（免許）の更新に必要な参加証明書になる。いずれもとてもよく考えられたシステムで，参考になるものであった。

(4)医療機器展示

　手術看護に関する世界最大の会議とあって，世界中から多くの企業が出展する。手術に関するあらゆる種類の機器・器材が集まっていた。その種類の多さ，多様さはまさに国際会議ならではの感があった。AORN事務局は，参加者が十分に閲覧できるよう昼の休憩時間を通常の倍にし，便宜を図ってきた。

　どの製品の前も人の山で，機会を捉えて熱心に質問する若い看護師たちが企業側の丁寧な説明に聞き入る光景は印象深いものがあった。さらに展示会場での楽しみは，出展企業側が用意した試供品や小さなプレゼントである。これは日本でもおなじみの風景であるが，大人気で世界共通の光景がほほえましかった。

(5)DAILY BULLETIN 発行(写真Ⅱ-15)

　AORN事務局は会議期間中毎日，A-4判1枚(表裏)の広報を発行し，さまざまな情報提供のサービスをしていた。

　内容例をあげると交通(空港，バス，タクシー，レンタカー)，ホテル，銀行，登録，開会式の模様，参加国と人数，フェローシップナイトの案内，開催地の情報，天候，昼食案内，病院見学，同時通訳，各セッション，医療機器展示企業の紹介や閉会式案内など。

　多岐にわたる情報を満載，日替わりのカラー刷りで前日の状況や必要な案内がコンパクトにまとめられ便利であった。

6. 世界の手術看護学会の動向

　IFPNは国単位で参加する周術期国際看護師連盟である。AORNは，1978年以降世界会議のスポンサーとなり，会議をサポートしてきたが時代の推移とともに会議のあり方も変化してきた。すでに世界の

Chapter.Ⅱ　日本手術看護学会の誕生と設立

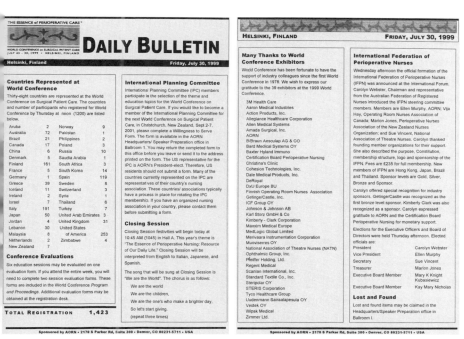

写真Ⅱ-15　Daily Bulletin

　多くの国や地域に下記のような周術期看護の組織が存在し，組織的な活動を行っている。そこで，それらが有機的に連携し，周術期看護の発展に貢献しようとする考えが1999年（平成11年）ヘルシンキ会議で提案され賛同された。日本も当初の1999年から加盟している。

・IFPN（International Federation of Perioperative Nurses）
・AORN（Association of Perioperative Registered Nurses）
・JONA（Japan Operative Nursing Academy）
・KAORN（Korean Association of Operating Room Nurses）
・EORNA（European Operating Room Nurses Association）
・ACORN（Australian Confederation of Operating Room Nurses）

・ORNAC（Operating Room Nurses Association of Canada）

・PNANZ（Perioperative Nurses Association of New Zealand）

・ASIORNA（Asian Perioperative Nurses Association）

　以上は一部の国や地域を抜粋したものであるが，現在では講演やゲストとしてお互いに交流しあい，看護の動向，最新知識や技術の分かち合い，周術期看護の発展，未来への可能性を追求している。

　ASIORNA はアジア地域の周術期看護の拠点として，2009 年（平成21 年）設立された（**表Ⅱ-3**）。2014 年（平成 26 年）第 4 回目が開催され，参加者が増えてきた。発表は英語で行われるが日本からの発表者も多く，今後が期待される。

表Ⅱ-3　**ASIORNA**

回数	開 催 地	開催年	テ ー マ
1	クアラルンプール（マレーシア）	2010	すべての周術期看護師の連携 2010
2	済州島（韓国）	2011	アジアにおける周術期看護の大いなる可能性と明るい未来
3	バンコク（タイ）	2012	安全で質の良い周術期ケアの向上：世界的連携
4	福岡（日本）	2014	周術期のチーム医療：他職種との協働

7. AORN の日本の手術看護への影響

1）世界会議への参加ツアー企画

　日本手術室看護研究会では第 3 回より世界会議への参加ツアーを企画・主催してきた。あらかじめ旅行会社へ下記のような条件を提示したうえで参加を募り，ヒアリングのうえ，決定し公平を期すよう心がけた。

　その条件とは，費用，期間（学会のみ参加，会議後の観光），現地で

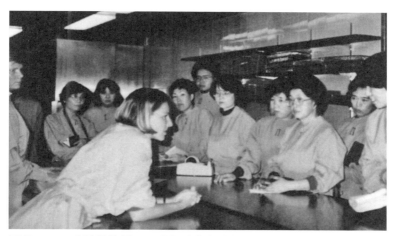

写真Ⅱ-16　病院見学(第4回世界手術室看護婦会議,1985年ハーグ・オランダ)

の病院見学,ホテルのレベルと会場までのアクセス,安全性,現地での参加者パーティ(参加者交互の親睦,発表者の紹介と激励)開催などである。

　当時は海外旅行が今日ほど日常的ではなく,個人での参加は厳しいと戸惑う人も多かったため,日本手術室看護研究会がツアーを主催する意義は大きかったように思われる。毎回50～100名程度の参加があり,最も多いときは130名を数えた。

　現地での病院見学は大変人気で定員をオーバーするほどであった(**写真Ⅱ-16**)。手術室のハード,ソフト面で日本とは異なる面もあり参考になった。医師や看護師たちはとても気さくで,ウェルカムな態度は当時の厳粛で近寄りがたい日本の手術室とは大きな違いがあり皆驚いていた。

　さらに会議終了後の観光も大きな楽しみであった。初めてみる外国

の街並みや景色，珍しい食べ物に胸躍らせ会議での緊張感や日常の多忙さから解放された姿がそこにあった。

2）同時通訳の効果

　第3回ハワイ会議より日本語の同時通訳が取り入れられた。発表は1人20分と長いため，同時通訳の効果はとても大きかった。発表内容が理解でき，また興味あるテーマを選んで聞くことができ，自らの発表につなげた人もいた（**エピソードⅡ-3**）。

　参加者は会議の内容をより深く理解できるようになり大きな影響を受けた。参加人数も多くなり，さらに日本からの発表も毎回採用され，日本の手術室看護の現状や手術室看護研究会の発足の経緯と活動内容，手術室看護の実践研究など日本の手術室看護を世界に紹介することができた。日本のこのような参加姿勢により，AORNへの貢献度が高く評価された。（「10周年史」[1]p129〜131，「20周年史」[2]p64 世界手術室看護婦会議を参照）

　同時通訳には莫大な費用がかかるためAORNでは運用の見直しが行われ，中止の危機もあったが，日本の貢献度が高いということで継続された。

　しかし，もはや同時通訳に頼る時代ではなくなり，現在ASIORNA（アジア周術期看護学会）においてはすべて英語で行われている。これからは看護力と同時に語学力を磨くことも大事となってくるであろう。

3）世界会議の演題募集

　IPCは，会議の前年にメインテーマとそれに関連する教育セッションを決めて各国から参加者を募り，AORNの教育担当で決定する。日本では第1回目のマニラ会議よりすべての会議で応募し，毎回2〜数

Chapter. Ⅱ　日本手術看護学会の誕生と設立

エピソードⅡ-3

第3回世界手術室看護婦会議（1983年，ハワイ）

　8月29日～9月2日まで開催された第3回ハワイ会議は，日本から150名余が参加した。初めて日本語の同時通訳が取り入れられたことや過去2回の世界会議の影響，手術看護研究会が主催し，PRで情報が伝わり日本全国から参加者が集まった記念すべき会議となり，記憶に残るものとなった。

　世界の37カ国から958名の参加者が青い空と海，太陽がきらめくリゾート地ハワイに参集し，4日間にわたる看護セッションで手術室の看護について熱く語り合った。

　会場のヒルトンハワイアンビレッジではビーチに面したフロアーが各国の民族衣装で華やいだ。会議初日の夜に行われるフェローシップナイトである。日本の参加者は場所柄浴衣姿で参加した。韓国の民族衣装チマチョゴリは鮮やかな色彩とボリューム感のあるスタイルで印象に残った。日本の看護系学会ではみられない会議のスタイルに日本からの参加者もすっかり打ち解けていた。

　当時の参加者の感想からは，一人ひとりの世界会議へよせる思いから，当時の日本の手術室看護師たちがそれぞれ看護について真剣に考え，悩んでいた姿がよみがえってくる。参加者は新しい発見，日本の看護の在り方，組織として活動する必要性など多くのものを世界会議から得ている。（ポイントオブビュー VOL. 4 No. 2．ジョンソン・エンド・ジョンソン 1984）

　会議終了後，参加者の多くはアメリカ本土で病院見学など，有意義な体験をした。ハワイに残留した筆者は同僚と2人海岸の彼方に沈む夕日を眺めながら手術室看護研究会の将来について話し合い，必ず"日本の手術室研究会に育てよう"と誓い合ったことが懐かしい思い出である。

　名が発表を行う機会を得た。このことは，発表者だけでなく多くの手術室看護師に勇気を与え，"いつか自分も"という動機づけになった（**表Ⅱ-4**）。

手術看護の歴史

表Ⅱ-4　世界手術室看護婦会議年度別発表者（第1回～14回）

開催年月日	開催地	発表者	演題
第1回 1978年（昭和53） 10/17～10/20	マニラ （フィリピン）	飯浜　澄子	手術室における看護学生
第2回 1980年（昭和55） 8/12～8/15	ローザンヌ （スイス）	西沢ミツ代 上田　禎子	私達の手術室の現状と問題点 日本における手術室看護婦の抱えている問題点
第3回 1983年（昭和58） 8/29～9/5	ハワイ （アメリカ）	中田　満江 梅垣いつみ	手術室における人的，物質的資源その経済的視点について 日本における手術室看護の現状
第4回 1985年（昭和60） 9/17～9/20	ハーグ （オランダ）	岩根　幸子 千葉　栄子	日本における手術室看護研究会の設立に向けての推移について 手術室内感染予防対策 ― HB抗原陽性者の手順作成
第5回 1987年（昭和62） 9/14～9/18	シンガポール	岩根　幸子 吉沢　　泉	レーザー手術 小児手術における術中，照射手順作成，安全性に視点をおいて
第6回 1989年（平成元） 8/28～9/1	ウィーン （オーストリア）	森本田恵子 川崎多恵子 梅垣いつみ	熱傷後の再建，最新の進歩，周術期看護 業務改善への戦略 ― ドレープのディスポ化 座長
第7回 1991年（平成3） 9/2～9/6	バンクーバー （カナダ）	金田　達子 菅野　典子 宮原多枝子 川崎都司子 小野塚淑美	腎移植と手術室看護 手術室における廃棄物対策と環境問題をめぐる諸問題 看護チーム全員の成長で権限の強化を図る 術前訪問における患者の精神的安定を図るための家族への関わり 尿失禁に対する外科的治療とQOLについて
第8回 1993年（平成5） 9/6～9/10	アデレード （オーストラリア）	町田　恵子 高木　弘美 川崎多恵子	ディスポーザブル製品の製品選択リサイクル 手術室における感染症対策　現在の状況と問題 座長
第9回 1995年（平成7） 9/11～9/1	ハンブルグ （ドイツ）	内田　幸恵 洪　　愛子 千葉　栄子	各種ドナーによる顎・口腔領域の再建術と周術期看護 日本の低侵襲手術の動向と周手術期看護 生体反射・絵画療法を用いた手術にまつわる不安へのアプローチ
第10回 1997年（平成9） 9/8～9/12	トロント （カナダ）	加藤　和美 内田　壮平 立溝江三子	手術室の継続的な品質向上 手術室における褥瘡スコアの開発と腹臥位手術時の用具の工夫 災害時の危機管理 ― 阪神淡路大震災を経験して
第11回 1999年（平成11） 9/8～9/12	ヘルシンキ （フィンランド）	東　　初子 深澤佳代子 林　美代子 本間　美恵	科別教育　Team Building for OR Nursing 医療従事者へのケア　Expenditure of Participation in Nurse Exchange Program 高齢者患者のケア　OR Nursing Service and its Expenditure 人材マネジメント　Multimedia Assisted OR Nursing
第12回 2001年（平成13） 9/2～9/7	クライストチャーチ （ニュージーランド）	黒崎　光子 八田　京子 洪　　愛子	日本におえる生体肝移植 手術室看護婦に対する医療事故防止の意識向上の活動 シングルユース器材の再使用問題 ― 内視鏡外科手術領域における日本の現状と課題
第13回 2005年（平成17） 9/25～10/1	バルセロナ （スペイン）	久保田由美子 川本　理恵 垣内　寛子	手術室看護師のキャリア開発の体系化と継続教育のモデル化 手術室内での患者の記憶 手術室におけるラテックスアレルギー安全対策
第14回 2007年（平成19） 10/1～10/4	ソウル （韓国）	佐藤　澄子 竹村　純子	日本手術看護学会における手術看護管理教育への取り組みとその評価・今後の課題 日本手術看護学会における中堅者教育への取り組みとその評価・今後の課題

Chapter. Ⅱ　日本手術看護学会の誕生と設立

4）日本における周術期看護の概念の浸透

　日本の看護が診療の介助中心の時代から，患者中心の看護へと定着するようになり，手術看護も次のようなプロセスを経て変化した。

　世界会議への参加，日本手術看護学会への参加，各地区学会が行う教育セミナーでの学習など，手術看護を考える機会が多くなったためである。看護過程で患者を捉えること，つまり患者は術前から術後まで一貫した看護の流れの中心にいることを誰もが認識するようになった。術前訪問により，患者とコミュニケーションを図り，問題を捉えて計画・実施する看護過程に基づく看護の考え方が定着してきた。

　看護の目的は「患者にとって手術は大きな体験であり，期待と緊張，また恐怖感を伴う，麻酔中は意思表示ができず自己決定できない，このような患者を支え，目的の手術が安全・安楽・確実に遂行するようすべてを整え，倫理観，エビデンスに基づき患者を擁護すること」であり，これが看護実践の原点として定着してきた。

5）手術室看護師のモチベーションを上げる効果

　世界会議，日本手術看護学会および各地区学会への参加やそこでの研究発表，手術関連の記事を取り上げた雑誌や書籍からの専門知識の吸収，さまざまな機会で行われるセミナーや勉強会は，専門職として自ら主体的に学ぶことの必要性を気づかせ，モチベーションアップにつながっている。

8.　日本手術看護学会に名称変更

　1995年（平成7年）日本手術室看護研究会は，日本手術看護学会に名称変更した。

59

折りしも日本看護協会では，専門看護婦（士）制度・認定看護婦（士）制度に関する討議が進んでいた。

当時の JONA の会報（日本手術看護学会会報）のなかで会長は「この名称変更は，専門看護婦（士）制度ならびに認定看護婦（士）制度がさまざまな段階で進められていること，手術看護の専門性をさらに発展させていくために改正が必要である」と説明している。ここに「手術看護」としてさらなる看護の発展，確立をめざし，質を担保する必要があると考え名称を変更した（会報第 17 号）。

9. 日本手術看護学会の役割

1）手術看護の発展

日本手術看護学会の前身である関東甲信越地区手術室看護研究会の設立から 36 年，手術看護は大きな発展をしてきた。日本手術看護学会は，手術看護のよりどころとしての存在となるべくさらなる発展をめざして研究，手術看護実践のサポートをしている。

ますます複雑化し，先端医療が急速なスピードで押し寄せる手術現場では，「患者の安全を第一とした患者に寄り添う」，その看護の基本を失わず，実践・研究が日々遂行されている。

周術期看護の考え方も今では定着し，術前訪問は 96％でほぼ定着[5]し術前外来へと発展をみせている。術後訪問は，実施，症例により実施を合わせるとほぼ 80％である[5]。看護計画でも患者の意見を取り入れている施設が約 80％[5]で，患者中心の看護がなされ，望ましい姿となってきた。

Chapter. Ⅱ　日本手術看護学会の誕生と設立

2）手術看護の専門性確立に向けた取り組み

　手術看護の専門性確立は研究会設立当初より会則に盛り込み，常に意識して活動の中心に据えてきた。他分野の専門職者とのパネルディスカッション，勉強会を行ったり，日本看護協会や他学会へ PR を年次大会ごとに行った。また，学会のなかに専門性確立のためのプロジェクト委員会も作った。

　日本看護協会では専門看護婦（士）制度委員会を設置し，看護の専門性の在り方について検討が始まった。1993～1994 年（平成 5～6 年）手術看護学会も参画した。アメリカの認定制度や日本の医師の専門認定制度を例に挙げながら，看護の専門制度として望ましい形について検討した。そのうえで看護のどの分野を専門職とするか，なぜ専門なのか，専門の必要性，教育期間，受験資格と経験年数，教育機関・教育内容，教師の資格，専門資格の種類と更新制度など幅広く検討した（エピソードⅡ-4）。

　このような経緯を経て 1994 年（平成 6 年）認定看護婦（士），専門看護婦（士）制度が日本看護協会総会で承認された。

　1995 年（平成 7 年）救急看護，皮膚排泄ケア（当初は WOC―創傷，

> **エピソードⅡ-4**
> **手術看護を伝える難しさを痛感**
> 　1993～1994 年，専門看護婦（士）制度検討委員会（看護協会）の会議で委員会のメンバーに"手術看護とは，手術室での特化した看護とは"の説明がなかなか上手く伝わらず苦労をした。他の委員は手術室勤務の経験がなく，手術看護はイメージできず見えてもいなかったのである。日頃の看護実践を看護という言葉に置き換えて伝えることの難しさに困惑したと同時に誰もがイメージできるように言語化し，認められることの大切さを痛感したことを思い出している。

61

オストミー，失禁)の2分野が特定され，教育が開始された。

　プロジェクト委員会は，日本看護協会の条件に必要な手術看護の専門性，手術看護の目的や教育のカリキュラム案，申請者，教育機関などを整備し，2003年(平成15年)3月分野認定を獲得した。2004年(平成16年)10月より，第1回手術看護認定看護師教育が東京女子医科大学看護学部認定看護師教育センターにおいて，透析看護とともに開始された。

　さらに2013年(平成25年)からは，兵庫医科大学医療人育成センターにおいて，2014年(平成26年)には福井大学大学院医学系研究科地域医療高度化教育研究センター看護キャリアアップ部門において手術看護認定看護師の教育が開始された。

　2016年(平成28年)1月現在395名が資格を取得し，日本の各地で活動している。

3) 専門的視野でのセミナーや勉強会の企画

　日本手術看護学会は，独立した看護の専門学会として看護の質向上のために，年1回の年次大会のほかに会員対象にさまざまな勉強会・研修会を企画・実施し，知識の習得，実践力の向上，リーダーの育成に力を注いでいる。

　日本手術看護学会は，最新の医学や看護の知識だけでなく，社会的に必要とされる事柄，例えばインフォームド・コンセント，医療倫理，医療安全や感染対策など，その時々に必要とされる項目を捉えて教育に組み込んできた。最重要テーマの場合は本部が直接企画して年次大会の教育講演で取り上げたり，または地区の代表者による受講と地区会員への伝達講習という方法も採用した。学習内容に応じて年度を越えて継続的に行うものもあり，地区学会で重要な教育テーマとして継

Chapter. II　日本手術看護学会の誕生と設立

続的にプログラムされ，成果につながってきた。

〔年次大会の教育講演・勉強会・セミナーの例〕

・インフェクションコントロールナースの役割—英国での学び（第
10回日本手術看護学会教育講演，1996年（平成8年））

・インフォームド・コンセント（1993年（平成5年）第7回日本手術室
看護研究会講演）

・移植医療の看護（1999年（平成11年），第13回日本手術看護学会
トピックス）

・手術看護におけるラテックスアレルギーの現状（1999年（平成11
年），第13回日本手術看護学会トピックス）

〔本部企画の勉強会・トピックス〕

・看護過程セミナー（事例展開まで）（1992〜1995年（平成4〜7年），
以降各地区の事業として継続）

・ユバーサルプリコーション（トピックス1994年（平成6年），地区
で伝達講習）

・感染看護研修：アメリカベーラー大学で1週間の研修，13名が参
加（1995年（平成7年））

・看護研究（第1回目：基礎編，論文のまとめ方）1997年（平成9年），
以降各地区の事業として継続

・看護診断（トピックス1995年（平成7年））

4）看護研究の質を高めるための取り組み

研究に関する勉強会は，日本手術室看護研究会設立当時から何度も
取り上げ実施してきたが，発表内容に反映される段階までの進展はみ
られなかった。

そこで，日本手術看護学会の本部企画として勉強会を開始した。各

63

地区より2〜3名の代表者を選び，1997年（平成9年）第1回基礎編として論文のまとめ方と書き方を学び，事例をまとめるまでを目標にした。この学びを地区で推進することとし，進捗状況を本部役員会で報告してもらい，報告書に応じて研究費の助成を行い支援した。その後教育委員会研究助成プロジェクトに引き継がれ，学習の成果・レベルを明確に把握できる仕組みができた。各地区学会のなかでも担当を置き，セミナーや独自の取り組みを継続的に続けてきた。学会本部のこうした取り組みや各地区学会の熱意や継続，看護大学の教員からのアドバイスが受けやすい環境が整い，研究の質は徐々に上がってきた。

5) 啓発活動と会員確保

　会員は地区での加入と同時に本部会員となる。日本はローテーションを取っている施設が多いので，会報の発行や研究発表会などで精力的に啓発活動を行った。現在の会員数6,277名（2015年）を数える。

(1) 会報発行

　日本手術室看護研究会発足を機に会報の発行を開始した。会報名「日本手術室看護研究会（JORNSG）→日本手術看護学会（JONA）」で年2回1〜36号を1987年（昭和62年）〜2007年（平成19年）にわたり発行し，各会員，各地区へ向け広報の役割を担ってきた。会報は数ページに及び以下のような内容を盛り込んだ。1ページ目会長メッセージ，2ページ目以下は本部役員会議の報告，各地区活動状況および地区学会・セミナーなどの案内，年次大会や世界会議（開催年，開催地）の案内と実施状況，研究会参加者のアンケート結果や会員の声，会員実態調査の結果報告，会員募集など盛り沢山な内容で学会活動を網羅していた。ITの発達に合わせ，2007年以降は紙ベースから学会のホームページへと移行した。本部，地区学会ともにホームページを充実させ，

誰もがどこからでもアクセスして学会の情報をタイムリーに入手できるようになった。

6) 会員実態調査

　日本手術看護学会として手術看護に関するデータを蓄積していくことは，学会発展のうえからも学会の責務である。基本的な調査項目で日本手術看護学会会員や看護の動向を知り，さらにその時代時代で検証すべき調査内容を吟味して追加修正し，丁寧に分析しておくことでその後の学会の発展の礎となる。

　調査は 1993 年（平成 5 年）に第 1 回の調査を行い，第 2 回目を 1999 年（平成 11 年）に行った。以後 5 年ごとに行っている。

❖文　献
1) 日本手術看護学会会報第 28 号：日本手術看護学会，2001
2) 日本手術看護学会編：日本手術看護学会 10 周年史. p39-45, p29-131, 日本手術看護学会，1996
3) 日本手術看護学会編：日本手術看護学会 20 周年史. p36-38, p64, 日本手術看護学会，2006
4) Davis JE：歓迎の辞. 第 1 回世界手術室看護婦会議口演集録. p3, ジョンソン・エンド・ジョンソン，1978
5) 大鐘隆宏，他：第 5 回日本手術看護学会会員実態調査結果とその分析. 日本手術看護学会誌 11(1)：83-85, 2015

❖参考文献
・日本手術室看護研究会会報，第 1 号～35 号：日本手術看護学会，1987～2007
・ポイントオブビュー：ジョンソン・エンド・ジョンソン，1981～1992
・Pfister J, Kneedler J.A：手術室における看護とは何か. 第 1 回世界手術室看護婦会議口演集録. p72-105, ジョンソン・エンド・ジョンソン，1978
・Gruenderman B J：手術患者の看護―手術室ナースの役割・責任と看護過程. 田島知郎，藤村龍子訳，医学書院，1982

Chapter. Ⅲ

日本における
手術看護の進歩

宮原　多枝子

1. 手術看護の歴史的背景

　手術室における看護は，外科治療の進歩とともに発展してきたが，その経緯は明らかではない。医学・医療の発展，治療・看護の成り立ち，時代背景，教育，文化などさまざまな影響を受けて今日に至っている。

　わが国の手術看護の歴史について，文献から知ることは困難である。わずかに，高須婦美子氏[1]の手術室勤務の実態を述べた記事があるだけである。1924年(大正13年)東京帝国大学(現東京大学)附属病院看護養成所を卒業後同大学附属病院塩田外科に就職した高須氏はそのなかで，手術室の形態，日常の手術室勤務の様子，医師との関係，戦争中の治療風景，業務への取り組み方，戦後の意識改革への対応などについて述べている。当時の大学では，看護師は大学医学部の講座を主宰する教授のもとに就職し，大学は外来・病棟・手術室の一体型として運営されていた。大学において手術室の中央化がなされたのは1955年(昭和30年)である。

手術看護の歴史

　日本の看護の位置づけが大きく変わったのは，第二次世界大戦終結後の占領下において，連合国軍最高司令官総司令部（General Headquarters：GHQ）が行った医療改革からである。医師・看護師ともに大きく意識改革を迫られ，新たな病院の組織図により職種ごとの位置づけが明確になった。それまで看護師は医師の補助的役割が最優先で，患者の身の回りの世話は家族を中心とした付き添いに委ねられており，この長年の習慣や関係性を変えるのは双方ともに容易ではなかった。

　外科治療の場である手術室においては，術者である医師に器械を渡すという行為のみが手術室看護師の主たる業務と認識され，看護師自らもそれを受け入れてきた歴史的経緯があった。「よい器械出しができる看護師は一目置かれた」と高須氏も述べている。しかしながら看護師は，手術室での器械出しはもちろんのこと，患者の受け入れと看護，手術が安全・的確に行えるための環境整備，器械・器具の準備，滅菌・消毒，薬剤の準備，片付け，そして清掃のすべてを行っていたのである。それらの業務はどこへも発信されず，この頃はまだ看護の視点で業務を見直す環境には至っていなかったといえる。

　1967年（昭和42年）の新カリキュラム改正により，看護の概念は大きく変わった。疾患や技術中心の教育で診療の介助が主たる業務だった看護から，患者を中心とする看護モデルへの大変革であった。

　「患者を全人的に捉え，健康上のニーズに応えるケアの提供，患者の精神面に重きを置いた療養生活の支援……」とうたわれた新カリキュラムの趣旨に，手術室においても看護の視点で考えようとする動きがあった。「手術室には技術面が多く看護があるのか」という声があるなか「患者のいるところに看護はある」と，術前訪問を実施している施設もあった。しかし，日本のほとんどの施設では旧態依然のままの業

務がなされていた。

2. 手術医療の発展の経緯

　戦後の復興期にさしかかり，自然科学や化学の発展から工業化が進み，手術室も 1960 年代から大きく変貌を遂げた。すなわち医工学，電子工学，高分子化学などの発達によって新たな手術機器・器材をもたらした。そして基礎医学や薬学，輸液・輸血，診断技術の発展は新たな治療法や手術法となり，病気の解明が進み，医療の進歩にも拍車がかかった。

　また，患者の生体反応をより精密にチェックできる検査法やモニター類の開発はとくに麻酔を大きく進歩させた。全身麻酔の発達は患者の状態を正確に把握でき，安全の確保とともに長時間の手術も可能にした。その後，さまざまな研究の成果により医療技術全体の質が上がり，新生児から高齢者に至る年齢層の拡大や重症度，難易度の高い手術が可能となった。

　手術医療は第二次世界大戦終了後，世界中で飛躍的な発展を遂げ，新たな知見や技術，手術法などは日本へも導入された。1960 年代のモータリゼーション到来で実際に手術室では交通事故による外傷が増え，頭部外傷，硬膜下血腫，内臓破裂，多発骨折の患者が毎日のように運び込まれた。同時期脳外科，心臓・血管外科，腎臓移植など，侵襲性の高い手術が行われるようになった。

　1967 年（昭和 42 年）には世界初の心臓移植が南アフリカのバーナード医師によって行われ，大きなニュースになった。臓器移植について日本では長い間，社会的な議論が交わされたが，1997 年（平成 9 年）に臓器移植法が制定，1999 年（平成 11 年）には制定後初の心臓移植が行

われた。

手術の拡大，複雑化が進むなか，1990年（平成2年）わが国初の腹腔鏡下胆のう摘出術が行われ，以後患者の負担を軽減する低侵襲手術としてますます発展し，適応範囲も拡大している。

高分子化学の発達は，医療現場に革命をもたらした。手術医療を支える医療材料，滅菌方法などの医療環境の変化である。それまでオートクレーブ滅菌に耐えうる綿や天然ゴム，ガラス，絹糸などの天然素材を主体としていた手術材料がプラスチック，ビニール製のディスポーザブル製品に変わった。そして不織布が導入され，一気に浸透した。これらディスポーザブル製品の急速な進歩と拡大は，それまでの手作り作業から看護師を解放したばかりでなく，感染防止や省力化で大きなメリットとなった。その反面，天然素材使用の時代にはなかった膨大な量の医療廃棄物の課題を突き付けた。

社会の発展は，手術治療のみならず病院の運営システムを変え，効率性，安全性，経済性を高めた。例えばアウトソーシングへの転換である。そのひとつは病院物流システム（Supply Processing Distribution：SPD）の導入で，それまでの物品管理を劇的に変えた。

もうひとつは洗濯，清掃である。洗濯については以前から手術室で使用した手術衣や大有窓などの四角布，ガーゼ類は院内の中央材料室や洗濯部または院外発注で行われており，手術室看護師が直接洗濯に携わることはなかった。不織布の普及は手術室のリネンの概念を大きく変えたばかりでなく，中央材料室業務の効率化につながった。

清掃については，手術室が清潔区域で外部者が入りにくいことや，患者情報の保護，終了時間のばらつきなどの面からアウトソーシングの導入がかなり遅れた。しかし看護業務の検討，感染管理やクリーニング技術の進歩，倫理観の浸透などにより，アウトソーシングへ切り

Chapter. Ⅲ　日本における手術看護の進歩

替える施設が多くなった〔「7. 手術部の管理および運営」を参照〕。

3．手術医療の発展と看護

　前記のように新しい手術医療が非常に速いスピードで手術室へ導入
されたことにより手術室の環境は大きく変化した。

1）手術用器械・器具

　手術治療の発達に伴い新しい器械・器具，器材が一気に増え，それ
ぞれの名称，使用方法や取り扱いなどを覚えたり，新たな術式への対
応に追われた。特に手術材料はその種類が多く，なかでも縫合糸は診
療科，術式（使用部位），年齢に応じて，使用する種類やサイズ，使用
数が異なるため非常に複雑であり，当初は価格も高価であったため無
駄がないようにと神経を使った。器械・器具の準備，使用後の片づけ
や滅菌も看護師の業務であり，患者を病棟に送り出した後に行った。

2）指導・教育用のマニュアル作成

　次々導入される術式に対応するために各施設では独自のマニュアル
を作成して指導に用いたが，術式が増え，覚えるのに精一杯であった。

3）物品管理

　SPD による物流管理が本格的に導入されるのは 2000 年前後からで
ある。それ以前は器材や薬品の管理はすべて看護師の業務で，医療の
発達に伴い，増え続けるあらゆる種類の物品，薬品の在庫管理に相当
の時間を費やした。

71

4. 看護教育と手術看護

　1967年（昭和42年）の新カリキュラム改正で，看護学生の手術室実習は短縮や中止に追い込まれた。手術室看護は，成人看護学のなかの急性期看護に位置づけられた。

　その理由はすでに述べたとおり「手術室は技術的な部分が多く，看護とはいえない」という解釈であった。つまり，患者の精神面に重きを置いた療養生活の支援を行うことが看護であり，手術室では患者は麻酔をかけられ意識を奪われている状態なので看護ではないと捉えられた。

　当時者である手術室看護婦は「手術室の中にも患者中心の看護はある」との思いはあったが，自分らの看護を声にして説明できる段階に至っていなかった。

5. AORN世界手術室看護婦会議と日本の手術看護

　1978年（昭和53年）フィリピンのマニラ市で開催された第1回世界手術室看護婦会議に日本からも参加者があり，アメリカをはじめ世界の手術室看護に初めて触れる機会になった。その後日本でも世界会議への参加者が増え，また手術室看護研究会の設立を機に，手術室で勤務する看護師自身も「手術室における看護とは」について考えるようになった。

　1983年（昭和58年）の第3回ハワイ会議からは同時通訳が取り入れられたことで日本全国からの参加者が増え，世界の手術看護を肌で感じる機会が増えた。

Chapter. Ⅲ　日本における手術看護の進歩

　当時の参加者の感想には「看護は各国共通の問題も多く，身近な看護の問題から，社会的な問題，環境問題へと問題の捉え方やスケール，そのレベルの高さに触れた」「懇親会ではすぐ打ち解けることができ親近感を覚えた」などがあり，参加者それぞれが大きな収穫を得る機会となった。同時に日本からの参加者がお互いの看護の状況を語り，知りあう機会にもなった。

　（chapterⅡ-4「AORN について」，Ⅱ-7「AORN の日本の手術看護への影響」の項参照）

6.　日本手術室看護研究会の誕生と看護の発展

　1979 年（昭和 54 年），東京に手術室看護研究会が誕生し勉強会や，研究発表の場ができた。1987 年（昭和 62 年）には日本各地区の研究会を統合し，日本手術室看護研究会として発足，1995 年（平成 7 年）日本手術看護学会と名称変更して今日に至っている。

　研究会発足時から会則に 3 つの項目を掲げ実践してきた。①手術看護の教育研修，②手術看護の質の向上と専門性の確立，③会員相互の交流である。

　当初は手探り状態で出発したが，11 地区[2]（2014 年統合により 9 地区）が一体となり手術看護の発展に取り組んできた。その結果，手術看護の定義が定着し，実践力の向上のための研究にも熱心に取り組む姿勢がみられるようになった。また，チーム医療の促進に伴い，最も患者のそばにいる看護師は，チームのコーディネータの役割として手術の円滑な遂行に寄与している。

　2014 年（平成 26 年）の会員実態調査[4]でも手術看護実践についての項目は実践率が非常に高く，術前訪問 96％，術後訪問 78％，看護計

73

画立案と実施95％，評価88％であった。手術看護が現場に定着してきた結果の現れであり，質評価の研究も行われるようになっている。

　日本手術看護学会は，手術看護において倫理面を重視し，エビデンスに裏づけされた実践や研究を追求してきた。手術看護は雑誌や書籍で広く論じられるようになり，多くの看護師の学ぶ環境が整ってきた。

　小島操子氏は，日本手術部医学会の講演で手術看護の枠組みについて次のように述べている。看護における基本概念である4つの枠組み，人間，健康，環境，看護から手術看護を論じたものである。

　①手術医療の特殊性（人間），②手術法の特殊性（健康），③手術室の特殊性（環境），④手術看護の特殊性（看護）

　この手術看護の枠組みは，患者の状態，治療により生体が受ける影響，治療環境，それらを踏まえたうえでの看護，まさに看護の真髄を述べている。

　このような手術看護の発展には日本手術看護学会の存在が大きく，さまざまな取り組みでリーダーシップを発揮してきた。各地区学会は本部と連携し，看護過程や麻酔看護，術前・術後訪問，感染管理，医療事故，医療倫理，看護研究などについて年間を通じて教育計画に挙げ，地区の会員に学習の機会を提供している。

　学会参加を学習の機会と捉え，年次大会は若い参加者であふれている。多彩なプログラムに満ち，どのセッションも満席状態で熱心にメモを取り質問する光景がみられ，手術看護について議論する場として定着している。

7. 手術部の管理および運営

　管理の基本は，「人」，「物」，「金」，「情報」に集約される。

Chapter. Ⅲ　日本における手術看護の進歩

　外科系診療科の治療の場である手術室は，その管理・運営を手術部
長から委任された手術室師長が担っている。チーム医療の発展やアウ
トソーシングの導入など時代の変化とともに，管理・運営の仕方は大
きく変化してきた。新たな専門職の台頭＝「人」，ディスポーザブル製
品と物流管理の促進＝「物」，コンピュータの発達＝「時間，情報」は
病院管理を効率化へ導き，多方面から情報を入手，共有できるように
なり，管理・運営のあり方，さらには質向上に大きく貢献した。この
ような経過のなかで看護職の業務内容も大幅に変化し，看護師がより
看護に専念できる環境が整ってきた。

　ここでは時代の推移とともに業務・管理の方法がどのように変化し
たかを述べる。

1）手術部運営会議

　手術部長のもと，各診療科代表，看護部長，手術室師長，事務職で
構成され，手術室の運営方針が審議される。施設により参加メンバー
は異なる。

　審議内容：手術部の方針，手術件数，安全対策（感染防止，医療事故
防止，防災），手術室の環境管理，設備・備品に関するもの，機器の購
入計画，各診療科の手術割り当て，新しい手術の導入（移植医療，ロ
ボット手術など）の検討，手術室の経費，手術医療チームと看護師の動
向，手術統計作成など。

2）手術室の中央化

　1955 年（昭和 30 年）に東京大学医学部附属病院で手術室が中央化さ
れた。中央化以前はすでに述べたとおり大学医学部の講座を主宰する
教授のもとで外来，手術室，病棟一体で運営され，看護師も一体化の

なかで勤務していた。（ただし国立病院はGHQによる医療改革で戦時中の陸軍病院，海軍病院から厚生省管轄へ移管したもので，当初より中央手術室として機能していたと思われる。）

手術室の中央化により手術室，器材室，手洗い室，手術台，麻酔器，器械・器具，リネン類など共通使用できるものが多く，運営面で大きなメリットとなった。

GHQの医療改革による新たな組織編成で看護部の独立に伴い，看護師はそれまでの診療科所属から看護部長の管理下となった。

手術室の中央化により看護師も手術室専従となり，師長が手術室の管理を担う現在の形になった。

3) 効率的な手術編成，時間管理

手術スケジュールを効率よく組み，手術件数を増やすことは病院の収入に大きく影響する。医療費が抑制されるなか，手術は病院の大きな収入源ともいえる。

患者の重症度，手術内容，手術時間，手術ベッドと各科の割り当て，緊急度，救急患者の受け入れ，看護師の人数や習熟度など条件をできるだけ考慮し，師長は担当医師とともに翌週の計画を立てる。資源や人材の有効活用を心がけ，良好なコミュニケーションのもと，手術が安全に遂行でき，患者にとって最良の治療環境を整えていく役割と責任がある。

コンピュータ導入以前，手術編成や手術関連のデータ収集はすべて手作業で行われ，時間がかかり，集めることができるデータの種類は限定されていた。

ITの発達はさまざまな情報やデータ収集を容易にした。患者情報，手術予定表，各診療科の手術データ，手術件数の推移（月間，年間），

Chapter. III　日本における手術看護の進歩

手術時間，手術ベッドの回転率，スタッフの経験などのデータをもとに手術編成も効率的にできるようになり，同時に手術室管理の計画や対策が容易になった。

4）手術室の職種

　手術室は患者の外科的治療の場として医師，看護師，臨床工学技士をはじめ多くの人の出入りがある。チーム医療が行われ，なかでも看護師は最も人数が多く，手術への影響も大きい。師長はそれぞれの背景を考慮し，最大限に能力を生かせるよう，育成・管理が求められる。

　その他の出入りの対象者として研修生や学生，外部からの見学者などが挙げられる。師長は感染防止の観点からもルールを定め，清潔区域として不要の出入りをチェックする。

5）物品管理と運営—アウトソーシング，SPD（Supply Processing Distribution）導入へ

（1）手術器械・器具の管理—中央材料室（中材）業務のアウトソーシング

　アウトソーシングへ移行以前は手術器械・器具は手術室と中央材料室の連携で管理・運営されてきた。施設により運用の仕方は異なるが洗浄・滅菌を中材で行い，滅菌物の保管・管理を手術室で行ってきた（図III-1）。

　手術器械・器具の種類は多種多様で数量も膨大である。種類および数量は診療科ごとの手術術式，手術件数，洗浄・器械セット組み・滅菌工程にかかる時間，滅菌有効期限などいくつかの要素で決まる。全科共通で使用するものと各科特有のものがあり，ガラスの器械戸棚に整理保管されていた。

　手術器械の洗浄・器械セット組み・滅菌は，中材業務の大きな部分

77

手術看護の歴史

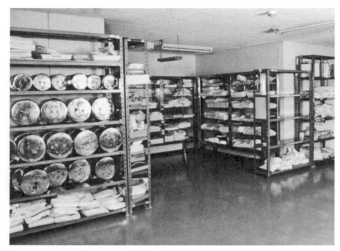

図Ⅲ-1　滅菌保管庫の例（1983年頃）

を占め，師長の管理のもと全工程を看護師，看護助手で行っていた。現在も同様の仕組みの施設がある。

　a）滅菌業務

　1980年代に入ると中材の滅菌業務にも少しずつ変化の兆しが現れてきた。

　まず1つ目はディスポーザブルの不織布製リネンの登場である。中材業務の大半を占めていた手術用リネンの滅菌は次第に対象から外れた。2つ目は滅菌用カストからの転換である。

　滅菌パック，滅菌コンテナの出現はそれまでのオートクレーブ滅菌用の布包み（手術セット）や滅菌カスト（図Ⅲ-2）からの大転換をもたらした。現在のような滅菌済み製品の登場までは滅菌パックが主流となり，図Ⅲ-2のような滅菌カストは次第に姿を消した。

　気密性の高い滅菌コンテナや滅菌パックの出現で被滅菌物の有効期

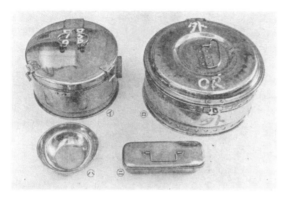

図Ⅲ-2　滅菌カスト
　　　　（虎の門病院
　　　　看護部編よ
　　　　り1973年）

限は延長し，作業の手間と時間を要していた中材の滅菌業務に効率化をもたらし，同時に感染管理上の安全性も高まった。

　一方プラスチック素材は高温での滅菌ができないため，滅菌パックに入れガス滅菌が主流となった。ガス滅菌（エチレンオキサイドガス）の残留ガスは問題として認識されていたが，ほかに滅菌方法がなくガス抜き（エアレーション）期間を十分に取ることが原則であった。体内に使用される被滅菌物はとくに厳重なガス抜きの期間が必要であること，また職員が滅菌器操作時残留ガスに曝露するという安全上の大きな問題をはらんでいた。

　1990年代半ばプラズマ滅菌器の登場でガス滅菌器の使用頻度は減少し，滅菌の選択肢が拡大した。過酸化水素水プラズマ滅菌は低温滅菌（50度前後）で安全性が高く環境へも優しい滅菌法として今では広く使用されている。

　b）洗浄機

　1990年代に登場した洗浄機・ウォッシャーディスインフェクターは，手術器械はもちろんカテーテル類の洗浄から乾燥までがコン

ピュータでプログラムされた画期的なもので，洗浄業務の効率化と質の向上につながっている（人員減，時間短縮，確実性の向上）。ここでもITは業務の効率化および安全性の追求に貢献している。

　近年，中材業務もアウトソーシング化が進み，院内で上記のような業務を委託している施設も増え，看護師の役割が変化した。

(2)手術材料・リネン一手作りからディスポーザブルへ，SPD導入

a) リネン類(木綿製から不織布へ)(エピソードⅢ-1)

　手術衣から小物に至るまで過不足なく揃えて，定時および緊急手術へ対応するのは管理の原則である。

エピソードⅢ-1

不織布導入当初の混乱2話

〔その①；サイズが合わない〕

　導入初期はアメリカ製のものを使用したため小柄な日本人に合わないことが，滅菌袋から出し消毒済みの患者に当てて初めてわかり大変あわてた。胸部や腹部の手術では，欧米人と比べ小柄な日本人には有窓の部分が長すぎて不必要な部分（未消毒分野）まで露出するという状態であった。その後サイズが整い，また日本製も出現して問題は解決した。

〔その②；身についた習慣〕

　「バリア性が高いので不織布は1枚で」が医師になかなか理解してもらえず苦労した経験がある。それまでの大有窓や四角布は木綿製で，湿潤などによるバリア性の低下に対応するため何枚も重ねていたが，その切り替えがすぐに納得できなかった。文献や説明で不織布とはどんなものかを理解し，納得してもらうまでしばらく時間を要し，重ね使いがあった。

　導入当時の不織布は材質の面で問題もあった。現在のようなソフト感はなく，パサつき感とごわごわした感じで紙のイメージがぬぐいきれなかった面もある。その後急速に改良が進み，しなやかさや強さ，撥水性など優れた性質で医療材料として定着した。

Chapter. Ⅲ　日本における手術看護の進歩

　現在のような SPD 方式による物品管理が導入されたのは 1990 年代
後半からである。それまでは看護師担当の業務であり多くの時間を割
いていた。

　前述のとおり，1980 年代に入ると少しずつ不織布製のリネン類が
導入され始めた。マスク，帽子からやがて手術衣，手術用ドレープ（大
有窓，小四角布）へとその種類は拡大した。当初のごわつき感や硬さな
どが改良されしなやかさ，強さ，撥水性などを備えた優れたリネンと
して，今では当たり前のものとして認識され使用されている。

　不織布導入以前は，すでに述べたとおり木綿製ですべてを再利用し
ていた。手術室ユニホーム，マスク，帽子，手術衣や四角布類は 1 日
の使用人数，手術件数，緊急手術件数に加え洗濯，補修に要する日数
を考慮した数量を定数としなければならず，数量の設定，収納スペー
スの確保，収納に手間と時間がかかっていた。

　また洗濯においても各サイズのユニホーム，手術衣，厚手で大型サ
イズの大有窓布をはじめ，各種四角布類は洗濯の量も膨大で重量もあ
り，腰痛の原因にもなっていた。洗濯後，大有窓布や四角布類は手術
に合わせ種類ごとに決まった方法で畳み，滅菌カストに入れて滅菌す
る，これは中材業務の重要な任務であった。

　ガーゼ，リネン類，手術器械の滅菌有効期限は滅菌カストで収納し
ていたため 7 日間であった。

　手術器械台に乗るまでにはこのように多くの滅菌工程と人手がか
かっていたが，不織布の普及で手術室のリネン類の概念が大きく変っ
たばかりでなく中材業務をも変えた。リネン類はやがて滅菌済みの製
品として直接手術室へ納入されるようになり，中材から手術用リネン
は姿を消した。

b）医療材料

医療材料のガーゼは洗濯後再利用で別の用途に回され，手袋は洗濯後ピンホールテスト後，再滅菌し使用した。綿球類，綿棒，縫合糸は消耗品であったが，手術針は研磨して再使用，術式ごとのニードルセット（**図Ⅲ-3**）を現場で作成，滅菌して使用していた。

1970年代には脳外科や心臓手術では針付き糸が使われていたが，そのほかの手術では縫合糸や針の作成は長い間看護師の業務とされた。また患者に直接使用する材料ゆえ，上手く作成できることも大事な看護師の条件とされた（**エピソードⅢ-2**）。

手術器材の素材が一部天然のものからシリコーン，プラスチック製に変わっても1990年頃までは上記のように看護師が材料作りのために相当の時間を充てていた。次第に滅菌済みの医療材料に変わり手作り作業から解放された。

現在の医療安全の基準では再滅菌・再利用は原則禁止であるが，当時は限られた資源で運用し，安全基準も厳しく定められてはいなかった。

手術法の進歩により綿球・チューブ類のような小物から人工弁，ペースメーカー，カテーテル，人工シート，人工血管，ステントグラフト，脳外科に使用するクリップ，各種縫合糸など特殊で高価格なものまで多種多様の医療器材が出現した。

c）医療材料とコスト

手術治療が高度化，複雑化し，最先端医療が行われるようになるにつれ使用する医療材料の種類や使用方法も複雑・多岐になった。手術はそれまでの病変部位の切除や吻合に留まらず，人工血管や人工腹膜，人工弁を用いて身体組織の機能を補完する手術方法や臓器移植，人工関節置換術など次々と新しい手術方法が台頭し，医療材料は手術

Chapter. Ⅲ 日本における手術看護の進歩

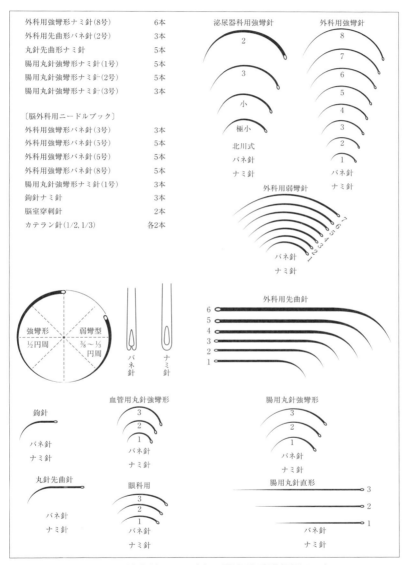

図Ⅲ-3 縫合針セット(虎の門病院看護部編より)

の重要なアイテムとなった。

1970〜1980年代，手術の拡大・発展期、医療材料が医療現場へ導入され始めの頃は使用数の基準もなく容易にコストに反映されていた。やがて医療材料は手術内容とセットで診療報酬へ収載されるようになった。コストの対象となる材料は手術術式ごとに名称や使用数の基準が診療報酬に明記されている。

厚生労働省は2003年よりDPC（Diagnosis Procedure Combination：診断群分類別包括評価），すなわち包括医療費支払い制度を推進し，それまでの出来高払いからの転換を図ってきた。手術は出来高払いとはいえ常にコスト意識をもち，無駄のない適正な使用を心がける必要がある。

d）SPDによる管理

手術室で使用する医療材料はその種類や数量の多さからも経費に直

エピソードⅢ-2

手術用縫合糸の今昔

手術用縫合糸は，当時は天然のものがほとんどで絹糸とアンプル入りの腸線（カットグット）があった。

手術用絹糸は生糸のまま束（たば）単位で購入，JIS規格で2〜8号までであった。長（65cm），短（34cm）2種類の長さの木製またはガラス製の板に巻き取ってそのままエーテル液に48時間浸漬して脱脂する（絹糸の撚りを戻す意味もある）。当日の手術内容に合わせサイズ（JIS規格），長さの板ごとシンメルブッシュ式煮沸消毒器で1時間煮沸消毒する。現在のようにいつでも滅菌状態のものを使用できるわけではなく，その日の手術に合わせ無駄がないように使用分だけ煮沸して手術器械台へ。手術の様子をみながら追加した。

1970〜1980年代，心血管系手術の普及とともに現在のような針付き縫合糸が導入され，上記のような作業から解放された。

結する。院内物流システムSPD導入まではすでに述べたとおり師長の管理下にあり，定数の設定，使用量，記録や伝票（医事課へ報告）の点検，発注，受領すべてに師長が責任を負っていた。

すでに述べたように1990年代後半より，物品管理にアウトソーシングによるSPD方式を導入する施設が現れ始めた。1999年（平成11年）に行った会員実態調査でも導入は15％で始まったばかりといえる[3]。しかし2014年（平成26年）の同調査[4]では75％以上が外注と答えていることから業務が整理されてきた現状がうかがえる。

手術室には病棟と異なり，特殊な器材や種類が多く，従来，緊急事態に備えるため，または医師のオーダーなどの理由で多くの種類やサイズを抱える，いわゆる「安心在庫」が常態化していた。SPDの導入はこの状況を一変させた。手術室で使用される物品の種類やサイズ，使用量はコンピュータによりデータ化され，適正量の定数化が実現した。緊急手術へも対応可能なシステムができあがり，物品の過不足なく手術が円滑に行えるようになった。

滅菌状態の製品が多いため，安全性の確保上，有効期限のチェックや保管環境はとても重要であるが，SPDはこの点でも徹底した管理ができる。省力化，経済性の効率アップは手術室運営上の大きなメリットである。手術セットもSPDで賄っている施設も75％と多くなり[4]，看護師がより看護業務に専念できる環境が整ってきた。

6）医療廃棄物

注射器に代表される医療器材のほとんどは不織布やプラスチック製のディスポーザブル製品に変わり，今や天然素材を探すのは困難である。医療界にさまざまな恩恵をもたらし必須アイテムとなったディスポーザブル製品は前述のとおり使用後は大量のごみとなる。

病院は医療ゴミが多くとくに手術室からは毎日大量の血液，感染性廃棄物，鋭利なアンプル，針・刃物類が出る。医療廃棄物は社会的問題となり，厚生労働省は1989年（平成元年）医療廃棄物処理ガイドラインを発表，廃棄物の種類と廃棄方法を規定した。

ゴミの問題はさらに重大な社会問題化，環境問題化し，いく度かの法律改正により現在のゴミ分別法に至っている。廃棄物処理には莫大な費用が掛かり，病院の経営を圧迫しかねない大きな課題である。

病院は一般廃棄物，医療廃棄物ともに多量の廃棄物を出しており，法律を順守しかつゴミの減量，リサイクル化に努め，資源の再利用を進めるなどの努力をすることは経済性につながる。さらに環境汚染防止も含め安全性を高める努力をしていく社会的責任を負っている。

7）施設・設備，備品，機器の管理・運営

手術を安全かつ円滑に遂行するために手術室の施設・設備，機器類は常に安定した状態でなければならない。

手術部は設計段階から感染防止を目的にゾーニングの考えが取り入れられ，不潔区域，準清潔区域，清潔区域に分かれている。さらに清潔区域は一般開腹手術やそれに準ずる手術の清浄度レベルから臓器移植や大腿骨骨頭置換術のような最も高度な清浄度レベルのバイオクリーンルームまであり目的に合わせて使用されているが，施設の特徴，役割によっても多少異なる。

手術室の清浄度を保つためには，ゾーニングを意識した運用や経年変化に対応したメンテナンスを定期的に行い，機能維持に努めなければならない。空調や電気系統に加え，近年，電子機器の発達により，新しいテクノロジーの影響を受け，構造・システムが複雑化している。これらは専門の知識や技術を必要とし，以前のように師長がメーカー

に連絡して修理を依頼して解決する，という状況ではなくなった。さまざまな専門職からなるチーム医療の必要性が高まり，とくにME機器(Medical Equipment)に関しては臨床工学技士の誕生により，機器の管理面で最良の環境が整ってきた。先進医療が行われる時代にふさわしく手術室も新しいテクノロジーに対応できるように，新築または改修が行われている。無影灯はもちろんのこと麻酔器やモニター，カメラ，顕微鏡，Cアームは天井に取り付けられ，多様な手術に対応できるよう設計されている。

また手術室中央のステーションでは，全体の手術の進行状況が把握でき，情報の共有ができるよう配線設計され，日々の管理運営に活かされている。

8) 他職種によるチーム医療

(1)臨床工学技士

臨床工学技士は1987年(昭和62年)，臨床工学技士法施行で誕生した。医師の指示により「生命維持管理装置の操作及び保守点検」を業とし，医療の質向上に貢献している。

すでに述べたとおり，臨床工学技士の存在は，病院・手術室にとって欠かせないものとなっている。手術におけるME機器の管理はもちろん機器の一括管理，つまり機器ごとのチャート管理が進み，メーカー，製造年，使用期間，使用頻度・故障の種類などが明確になるため無駄がなくなり，経費削減につながっている。また，使用前後の安全チェック，使用後の清掃・メンテナンス，正しい使用法の教育が適正に行われ，患者の安全，使用者側の利便性・安心・信頼につながっている。

2014年(平成26年)の第5回会員実態調査[4]では86％の施設で臨床

工学技士による ME 機器の保守・点検，管理が行われているという結果が出ており，専門職による管理が進んでいることがうかがわれる。

（2）薬剤師

手術室で使用する薬剤は麻薬，向精神薬のように法律により特別な管理を要するもの，麻酔薬，筋弛緩薬などの劇・毒薬，強心昇圧剤，輸液類と種類も多く，緊急性も高い。薬剤師による専門的な薬剤管理の必要性は早くから望まれていたが，近年やっと手術室に常駐，管理する施設が出てきた。しかし大多数の施設ではいまだ実現できているとはいえない[4]。その理由は薬剤師の人数や病棟配置で業務量の増加によるものと思われる。

9）環境―手術室の清掃

前記，高須婦美子氏の記事にある中央化以前の東京大学医学部附属病院の手術室は「三方階段の学生の講義室を兼ねた部屋で床，壁は水洗い可能なタイル張り，木製サンダル履き……。」とある。昔はどの手術室も床はタイル張りで，手術終了ごとにこびりついた血液をデッキブラシで落とし水洗いし，モップで拭き取っていた。また感染症患者に使用した後はクレゾールを噴霧し，2時間程度密閉状態にしていた。

1980 年代後半以降医療の進歩・革新がさらに進むと手術室の床・天井は電子機器やコンピュータのための配線スペースに用いられ，水の使用は不可となった。清掃の仕方は変化したが手術後の清掃は依然として看護師の業務になっていた。

手術室の清掃は先に述べたとおり清潔区域などの理由で導入が遅れたが，1990 年代後半頃よりクリーニング技術の進歩や，看護師の業務整理，感染管理の概念が進みアウトソーシングへ移行する施設がでてきた。

1999年(平成11年)の第2回会員実態調査[3]では44%であったが，2014年(平成26年)の第5回会員実態調査[4]では75%となりアウトソーシングへの移行が進んでいる。

以上述べたように，ほかの専門職の台頭やアウトソーシング導入で手術室の業務が整理され，師長の直接の管理からは外れた。しかし手術室の管理・運営の責任者としてチームが連携を取り，安全に運営されているか，常に全体を把握する必要がある。

8. 手術部の看護管理体制

手術部の師長にとって，指示命令系統は大きく2つの系統に分けられる。運営の管理責任は手術部長にあり，手術部の運営方針に沿って管理，運営を任されている。管理・運営上の問題，結果は看護部長に報告する。しかし日常の看護業務に関しては，看護部長の指示のもと看護部の方針に沿って行動する。

また，師長には看護実践が適切に行われ，患者の安全が守られているか，チーム医療が円滑にできているかの監督責任がある。コミュニケーションをよくし，看護職員が自分らしさを発揮しながらキャリアを積んでいけるような環境整備，指導・支援体制を主任とともに作る。

以下師長の業務，役割を挙げる。

①手術部運営会議に参加，会議の企画・提案・進行

②手術部の運営会議結果，連絡事項をスタッフに伝達する

③週間手術編成と調整

④各診療科，他部門との調整

⑤院外関連業種との調整

⑥安全対策—院内の安全管理担当，感染管理担当者と連携する(手

術室の環境，感染対策，患者と職員の安全，医療機器・薬剤による事故防止策）

⑦看護部の会議へ参加

⑧看護部の会議結果や連絡事項をスタッフに伝達する。

⑨勤務体制：施設の特徴や看護師の人数により異なる。

ⅰ日勤，準夜，深夜，ⅱ日勤，夜勤，ⅲ日勤，当直またはオンコールなど

⑩看護体制（組織）：師長，主任，看護師（認定手術看護師），看護助手

⑪運営―チーム運営

⑫看護実践の監督―看護過程（術前訪問，術中看護，術後訪問）の実践と評価

⑬手術室の運営方針を伝達する。

⑭看護部の方針をスタッフに伝達する。

⑮手術室（看護）の目標設定

⑯手術室の年間計画の立案と実施

⑰手術室看護師の管理―人事管理，人材育成（教育・指導），業務管理，健康管理，福利厚生

9. 人材育成

1) 院内教育

多くの施設は看護人材の強化，リーダーの育成，専門性や管理の向上，キャリアアップなど新人レベルから管理コースまで多様な教育プログラムで看護師をバックアップしている。看護師は看護実践に必要な知識や技術，施設で求められる能力の習得をしたり，職業人・社会人としてどうあるべきかを学んだり，また将来の自己像を描き自己実

Chapter. Ⅲ　日本における手術看護の進歩

現へ向けて院内教育にも参加したりしている。中央で行う教育と現場の具体的な内容をうまく連動させてスタッフの現任教育が行われている。

2）手術室における現任教育

（1）新人教育

　2010 年（平成 22 年）厚生労働省は新人看護師の卒後研修制度を病院の努力義務とした。臨床で必要とされる臨床実践能力と基礎教育で修得する看護実践能力との間に乖離が生じており，看護の質向上，医療安全の確保，早期離職防止の観点から新人看護師の臨床実践能力を上げることをねらいとしたもので現在も各施設で取り組みが続いている。

　手術看護の実習が少ない現状のなかで手術室配属の新人看護師の多くは手術室の業務や看護に初めて接することになる。基礎看護技術に加え無菌法など基本的な知識や技術に始まり，各科の術式や手術手技など多岐にわたって手術室特有の知識や技術を習得しなければならない。

　新人看護師は大きなストレスを抱えリアリティショックと闘いながらも真剣に手術看護に取り組んでいる。

　上記のような状況をふまえ，各施設では新人看護師の教育に重点を置いている。2014 年（平成 26 年）第 5 回会員実態調査[4]では 85％の施設が新人教育を行っており，新人以外の教育プログラムが 49％であるのに比べるとその重要性がうかがわれる。教育期間はほぼ 1 年としている。時間をかけてゆとりをもたせ，相談しやすい体制を整えるなどさまざまな工夫で新人看護師のリアリティショックを和らげる努力もなされている。ただし教育期間に 1 年をかけているのは先進医療が行われている規模の大きい大学病院や基幹病院に多く，一方では看護師

不足で早く1人立ちをさせなければならない事情を抱える施設も多い。時代が変わってもこの傾向は変わっていない。1999年（平成11年）の第2回会員実態調査[3]においても同様の結果がみられた。ただし当時の指導方法は先輩看護師によるマンツーマン方式が主流で、プリセプター方式は48%[3]、指導方法も移行期であった。

1970年代初期には参考となる資料もなく、筆者が1975年手術室配属の頃手術看護関係の書籍はわずかに2冊であった。そのうちの1冊、虎の門病院手術室業務研究会の『手術室看護手順』（**図Ⅲ-4**）は当時唯一の手術室の管理についての基準と具体的な管理項目、代表的な手術症例の手術手順が書かれた書籍で大変参考になった。

指導方法が確立する以前は指導マニュアルも手書き程度のものしかなく、先輩が頼りであった。器械出しの場合、①先輩が口頭で説明、②先輩の器械出しを見学、③先輩と一緒に器械出し、④先輩は横で見てチェック、⑤1人で器械出し、いわゆる5回の指導で1人立ちが一般的に行われていた。

1979年（昭和54年）に発足した手術室看護研究会は、新人看護師教育に問題を抱える施設が多いことを受けて発足後まもなく「新採用者オリエンテーションのしおり」[5]を作成した。メンバーが所属する施設から持ち寄ったものが土台となり、その当時の看護として習得するべき内容が網羅されている。すなわち無菌法から消毒と滅菌、滅菌物の取り扱い、手指消毒、器械出し、外回り看護などである。しかしこの時点ではまだ現在のような技術革新の波は押し寄せておらず、1970年代半ばから一部出回っていたディスポーザブル製品も感染症患者の手術においては「できれば使用」と記される程度の時代で、まだ一般的ではなかった。しかし、その後は手術室看護関連の雑誌や指導マニュアルの書籍が出回るようになり、現在のプリセプター制、グルー

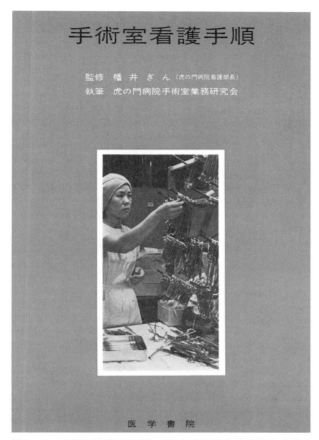

図Ⅲ-4　手術室看護手順(虎の門病院手術室業務研究会著,医学書院刊,1973年)

プ・チーム制につながっている。

　1980年代にアメリカで始まったプリセプター制度はやがて日本の看護の現場に紹介され,手術室でも1990年代半ばには取り入れた報告がある[6]。日本の看護現場では,長年経験者による1対1のマンツー

マン方式の指導体制で新人看護師を指導してきた。プリセプター制による新たな指導方法の紹介や実施報告で次第にそれまでの1対1のマンツーマン方式からプリセプター制度へと変化し，指導方法として確立，定着した。

(2)教育・指導

a) 指導目標

担当のプリセプターを決定し新人看護師の進度目標，行動計画，評価を指導マニュアルに沿って立てる。

b) 教育・指導内容(マニュアル)

手術室の業務は多岐に及んでいる。下記に手術室に必要な知識・技術の項目を挙げたが，1年目で習得する項目・内容をピックアップし行動レベルまで具体化する。マニュアルに沿ってチェック方式で進められることが多いが単なる暗記にならないよう，原則や目的を正しく覚えるよう指導する。

①手術室の使命，手術室看護師の役割，手術看護の目的，安全対策，倫理，インフォームド・コンセント，チーム医療について

②手術室の基本となる無菌法の原則と行動，滅菌物の取り扱い，手術室の構造(ゾーニング，空調など)，感染防止対策(スタンダードプリコーションの意味と実践方法)，手指消毒法

③基礎看護技術─看護部が行う院内教育に参加

④各診療科の手術(疾患と手術法，器械・器具，器材)

⑤器械出し業務─器械のセッティングと器械出し，器械カウント

⑥外回り業務─患者の確認(ID，手術部位)，タイムアウト，情報の共有，看護実践(看護過程)，ガーゼカウント，麻酔医への援助，体温管理，安全・安楽の実践(体位と神経損傷予防，褥瘡予防，DVT予防，火傷・熱傷予防)，記録(手術経過，看護記録)，評価

Chapter. Ⅲ　日本における手術看護の進歩

　⑦術前訪問，術後訪問について

　⑧報告・連絡・相談

　⑨医療廃棄物の取り扱い

c）プリセプターによる指導

　プリセプターはキャリアラダー（クリニカルラダー）で一定のレベル以上と決められており，院内教育を受けたのち担当となる。

　プリセプターは 6 カ月〜1 年間新人と一緒に現場での指導（On the Job Training）を行う。またチーム全体で育てるという方針のもとチームで指導に当たる場合もあり，施設によってプリセプター制度の運用はさまざまである。

　プリセプター制度のメリットは，マンツーマンで段階的，系統的な訓練ができる，指導に継続性，一貫性が持てる，プリセプティにとって精神的支えとなり相談相手になれる，指導者はプリセプター教育を受けているなどが挙げられる。一方デメリットとしてプリセプターの業務・心理的負担が大きい，プリセプティがプリセプターに頼ってしまうことがあるといわれる。

　新人看護師の背景（新卒，中途採用者，院内異動者）は一様ではないためプリセプターにかかる負担は大きい。チームリーダーやチーフナースがプリセプターを支える仕組みが重要となる（プリセプターサポート体制）。

　①実践：目標に沿って On the Job Training で行う。指導の原則は単純なものから複雑なものへ，やさしいものから難易度の高い手術へ，軽症から重症へ，と段階的かつ系統的に行うのが理想である。しかし現場の条件は看護師不足や手術件数の増加，手術内容のばらつき，施設の特殊性など一様ではなく，早く 1 人立ちさせたいという期待もあり，必ずしも理想どおりにはいかない。その場合できる範囲で

95

行い，繰り返し経験させることが有効である。

②評価：評価基準に沿ってプリセプター，チーフナースまたはチームリーダー，主任で行う。

③勉強会：看護過程（ケーススタディ），麻酔と看護について，器械の取り扱い，疾患と手術，新しい手術法（導入時）などのテーマを決めて行う。

(3) 2年目以降の現任教育

手術室の看護師として1人前になるにはおおよそ5年程度かかるといわれる。日本手術看護学会で作成したキャリアラダーは手術看護師の「臨床実践能力の習熟度段階」をレベルⅠ〜レベルⅣの4段階のラダーで明らかにしている[7]。「ベナー看護論」[8]にある，「学習者は技能を習得しそれを磨いていく過程で5段階の技能習得レベルを経ていくとされる」の考えを土台に初心者・新人，一人前，熟達者，エキスパートへの成長過程・習熟度を段階的に表したものである。各段階は現実の手術看護実践内容を具体的にあてはめ，より実践的になっている。

2年目以降も指導・教育が必要であり，どのような経験を積み，キャリアを重ねていくか，個人の学習目標，実践内容についてはキャリアラダーが指標のひとつとなる。キャリアラダーは臨床実践，教育，マネジメント，研究について熟達度を4段階のレベルで示しているので成長する自己のレベルが把握でき，同時に具体的な課題が明確になる。

多くの施設が行っている院内教育は各キャリアラダーレベルに合わせた教育内容をカリキュラムとして示しているので，2年目以降は自己の課題に沿って自部署での看護実践を積み重ねながら院内教育に参加し，基礎から熟達者への階段を上る。

キャリアラダーは多くの手術室が使用し，先の第5回会員実態調査[4]でもそれを裏づける結果が出ている。つまり75％の施設でキャリ

ラダーを使用しているが，そのうち日本手術看護学会のキャリアラダーは21％であとは自施設のものを使用している。施設の特徴や内容に合わせてより使いやすい自施設のキャリアラダーを作成，使用しているものと思われる。

　以上は現任教育のシステムが整い看護の質向上に向けた努力がなされていることを証明しており，望ましい現象である。

　現在各施設で行われている目標管理ではスタッフ個人個人が師長の支援を受けながら自己の課題や目標達成を目指せるようになっている。

　また学習には施設や部署のバックアップが必要である。とくに今日の高度で複雑な医療社会では，インフォームド・コンセント，エビデンス，倫理，安全，チーム医療，コミュニケーション，研究などの要素が欠かせない。これら医療の原点となる重大な要素は個人レベルの学習だけでは不十分である。院内教育で他部署の同僚や施設内他職種との合同研修，施設外の教育に参加するのが有効であり，現在日本看護協会はじめ大学院など学習環境が整ってきた。

（4）プリセプター育成とプリセプターサポートシステム

　プリセプターは新人教育の要となる重要な役割である。以前のマンツーマンの指導体制と異なる点は経験者をそのままあてるのでなく指導者をまず育成するということである。指導者の育成は新人指導のレベル向上につながるもので，キャリアラダーのレベルで位置づけている施設が多い。

　指導者の役割として必要な要素は，"ともに成長しよう"という気持ちや態度，精神的な支援で新人看護師の職場適応を助けることが重要なポイントとなる。

　同時にプリセプター制を取り入れるうえで重要な鍵は，プリセプターサポート体制の構築である。各部署に経験豊かなサポート要員を

置き，プリセプターをサポートすることが必要である。

　また管理者には全体を監督，把握することが求められる。現在ほとんどの施設ではサポートシステムを有し，プリセプターを支え，ともに成長するという管理者のメッセージが伝わっている。

(5)リーダーの育成

　リーダーの育成は組織にとって重要な立場の人材を育成することであり，意図的，計画的，実践的に行われるのが望ましい。

①看護部の院内教育に参加，リーダーについて学習する。

②手術室内での体験：手術室日勤帯のリーダー体験（全手術の進行の把握，食事交代，緊急手術受け入れ，夜勤者への申し送り，主任への連絡，報告）を通して院内教育で学んだ内容を確認。小グループのリーダー（メンバーと手術の情報共有，メンバーの手術割り当て，医師と調整，新人看護師の指導，メンバーの評価や課題を主任，師長へ報告）を体験。

③評価：自己のリーダー体験を自己，他者，管理者とで評価基準に沿って評価する。

④現場での実践を踏まえ，院内外の上級レベルの学習の機会を捉え，リーダーを育成する。

(6)院外研修

　以上述べたように看護師のキャリア形成に必要なプログラムは充実してきたが，施設によってさまざまである。日本看護協会はじめ，大学院など外部の教育資源も整ってきたので，管理者はまずは現場で育成し，さらなる希望やステップのために適切な助言，支援を行い人材育成に努める。

Chapter. Ⅲ　日本における手術看護の進歩

❖文　献
1）高須婦美子：手術室昔ばなし．オペナーシング 3（4-12），1988
2）日本手術看護学会編：各地区設立年度，日本手術看護学会 20 周年史．p31，日本手術看護学会，2006
3）日本手術看護学会編：第 2 回会員実態調査．日本手術看護学会会報（JONA），第 27 号，2001
4）大鐘隆宏，他：第 5 回日本手術看護学会会員実態調査結果とその分析．日本手術看護学会誌 11（1）：74-98，2015
5）日本手術室看護研究会：新採用者オリエンテーションのしおり
6）日本手術室看護学会関東甲信越地区：特集新人を迎えるにあたって．日本手術室看護研究会会報，第 15 号，1996
7）日本手術看護学会編：手術看護師の「臨床実践能力の習熟度段階」（キャリアラダー）．2005
8）パトリシア・ベナー：ベナー看護論新訳版．井部俊子監訳，医学書院，2005

❖参考文献
・日本手術室看護研究会会報，第 1 号～35 号，1987～2007
・ポイントオブビュー，4（2），ジョンソン・エンド・ジョンソン，1984
・上野温子：現代日本手術室看護史．オペナーシング 8（5-7），1993
・宮原多枝子：アメリカダラスに旅して―AORN 年次大会への参加．オペナーシング 11（8），1996
・手術室業務研究会：手術室看護手順．虎の門病院看護部，医学書院，1973
・高橋美智，宮原多枝子：手術室看護ガイドライン．医学書院，1994

Chapter. Ⅳ
日本手術看護学会の活動の経緯と成果

久保田　由美子

1. 組織の目的と役割

　日本手術看護学会(以下本学会)は,本部の東京と9地区で構成され事業展開している。

　組織の理事は,各地区の会長が学会活動の推進役となり,目的を掲げ実行している(図Ⅳ-1)。

　本学会活動は日本手術看護学会会則に基づいて運営されている。

　本学会は手術医療・看護を取り巻く社会情勢の理解を深め,手術看護専門領域の教育・研修を行い,実践に基づいた研究をすることで,手術室看護師の質の向上と役割拡大を図り,人々のQOLの向上に寄与することを目的とする。

　2015年(平成27年)本学会の目的・役割として,新たに,使命,ビジョン,行動指針,事業内容を明記した。

1) 使命

・手術看護に携わる看護師の質向上と役割拡大を図り,患者の健康

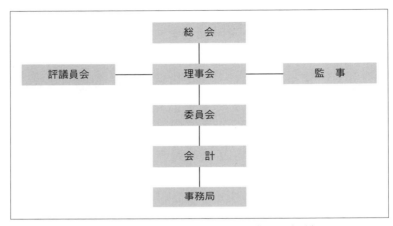

図Ⅳ-1　日本手術看護学会組織図（2015年度）

とQOLの向上に寄与する。
・手術医療，看護を取り巻く社会情勢の理解を深め，手術看護専門領域を担う看護師の人材育成を推進する。

とし，学会創設時からの目的と使命を受け継いだ。

2）ビジョン

「周術期看護において卓越した成果を結集し，実践と教育のための道しるべとなる」とした。われわれは，患者の安全性の確保を第一優先にした看護を提供することが求められる。そして，社会情勢の変化や医療環境の整備と国の指針に沿いながら，手術看護を発展させるために本学会会員が進むべき方向を示していく。

3）行動指針

・手術を受ける患者と学会員の安全と安心の担保のために行動する。

Chapter. IV　日本手術看護学会の活動の経緯と成果

・実践に基づいた研究成果を基に行動する。
・調査・研究・教育研修を通して責任・誠実・思いやりをもって自
　律し，医療チームの一員として協働できる人材を育成する。

4）事業

本学会の目的を達成するための事業を行う。

・学術会議の開催
・学会機関誌の発行
・論文図書等の刊行
・手術看護に関する研究及び調査
・手術看護実践指導看護師の認
　定と教育
・手術看護に関する情報や指針
　の提供

・安全な手術環境の推進
・生涯学習活動の推進
・医療政策に関する建議
・国際・国内関係学術団体等と
　の連携及び提携
・その他使命を達成するための
　事業

事業内容は，各委員会の活動内容を評価し検討を重ね，必要に応じ
て新たな企画運営をする。

2．各委員会・プロジェクト

1）年次大会委員会

年次大会開催地区が中心となり，テーマに沿った企画および運営を
する。

2）編集委員会

年2回の学会誌を発行するため，投稿論文の査読関係の業務と掲載
内容の審議・企画をする。さらに看護研究助成の審査をする。

103

3）教育委員会

中堅者教育研修，手術看護管理研修，手術看護師長研修の年間企画および運営を行う。

4）国内・国際学会委員会

〔国内〕
- 日本看護協会および看護系学会等社会保険連合と連携
- 日本手術医学会の委員として学会運営に参画
- 日本看護系学会協議会や全国安全共同行動に加盟して情報交換

〔国外〕
- アジア周術期看護師協会（ASIORNA）会員
- アジア周術期看護リーダーシップフォーラムに参加
- アメリカ手術室看護師協会（AORN）年次大会出席
- 国際周術期看護師連盟（IFPN）会員

5）看護基準・手順委員会

手術看護に必要な基準・手順の見直しによる「手術看護業務基準」の作成

6）調査委員会

- 手術看護要員算定式の提供データの収集と管理
- 5年ごとの会員実態調査の実施および集計と分析
- 手術看護業務実態調査報告書の発行

7）広報委員会

会員サービス，ホームページの維持・管理

Chapter. Ⅳ　日本手術看護学会の活動の経緯と成果

8）麻酔関連委員会

・日本麻酔科学会・周術期管理チーム委員会メンバー

9）倫理審査委員会

・学会員を対象とした看護研究の倫理審査
・年次大会会期中の研究倫理に関する研修会の実施

10）医療安全関連委員会

・WHO 手術安全チェックリストの実践と推奨をするためのポスターや安全ニュースの作成
・安全ニュースにおいて検討や警鐘が必要な事例についての報告
・医療安全全国共同行動に参加，連携し，周術期患者の安全を推進

11）学会認定制度委員会

手術看護の質の保証と現場で働く看護師の意欲向上のためにクリニカルラダーレベルⅢ相当の看護師の認定

12）認定看護師委員会

・手術看護認定看護師として学会活動に参画
・年次大会の活動報告会と教育研修の企画・運営
・学会ホームページに手術看護認定看護師向けの掲示板を作成

13）プロジェクト

2003 年（平成 15 年）本学会は，プロジェクトチーム活動事業を立ち上げた。理事会が必要と認めた事業は，役員以外でも指名理事としてプロジェクト活動に参加，活動を推進してきた。

指名理事は，本学会の運営を円滑に図るために正会員の中から理事長が指名し，任期は理事長の在任期間としている。

（1）術前外来

①手術を受ける患者に行う術前管理指導の診療報酬の算定を目指した活動

②手術室看護師が行う術前外来の広報と普及

③術前外来の成果を評価するための仕組み（データベース）の構築

（2）看護の質の評価

手術看護の質の保証と向上のために評価指標の作成および提案

（3）教育のあり方の検討

人材育成をめざした教育システムの整備・評価・改定

（4）学会史

手術看護の歴史を含む日本手術看護学会史の刊行

3. 活動内容

1）年次大会

年1回の開催で，日本全国9地区（2014年〔平成26年〕地区合併により11地区から9地区へ）が持ち回りで開催できるよう運営している。年次大会の目的は，周術期看護師が互いの意見交換やネットワークづくりと，共有する時間と場所の提供である。年次大会では，手術用備品や設備も大規模に展示される。年次大会が提供する最大の教育的活動の場でもある。年次大会では，最新の手術治療，指導力，管理，教育，情報科学，リスク管理，研究・科学的根拠に基づく実践，社会と医療，最新の動向と開発を扱う。

2015年（平成27年）は，第29回が開催された。年次大会はそのと

きどきの医療や社会状況など手術看護が取り組むべき課題を明確にできるテーマを明らかにし，企画運営されてきた。

（1）年次大会の期間

1990年までは1日であったが，1991〜1994年（平成6年）第8回日本手術室看護研究会までは，期間は1日半となった。1995年（平成7年）第9回には名称を日本手術看護学会へと改称し，大会期間は2日間とした。

（2）プログラム構成

開会式・オープニングに続き，国内外の招待講演，基調講演，特別講演，大会長講演，教育講演，シンポジウム，各種研修会活動報告などが行われる。教育セミナーは，看護実践セミナー，モーニングセミナー・ランチョンセミナー・イブニングセミナー，研究発表，示説，企業展示などで企画運営している。

認定看護師の誕生後は，年次大会で認定看護師たちが企画・運営する教育セミナー（エピソードⅣ-1，図Ⅳ-2）を実施している。手術看護に必要な知識と根拠に基づいた具体的な実践指導は，多くの会員にとって学びの場となり，看護実践の手本となり現在も継続している。また，年次大会のオープニングセレモニーでは開催地区の，郷土色豊かなパフォーマンスが披露され，楽しみなイベントのひとつになっている。

（3）各年次大会のテーマ

テーマは，各年次大会の趣旨に沿ったものである。

1999年（平成11年）第13回年次大会は，「手術看護の質の向上」，「手術看護の専門性の確立」に向けて継続して取り組んできた。手術看護の「キャリア開発のシステム化」と「統一した継続教育」の整備が重要な課題と考えた。将来の認定制度に向けた土台作りの場になることを目標に，"手術看護に望まれる「キャリア開発」"をテーマに掲げ

> **エピソードⅣ-1**
> **認定看護師の活躍**
>   2008年の年次大会から看護実践のセミナーとして，認定看護師による安全な手術体位保持を目指し，参加者に直接実践講習会を開催した。基本となる体位のポイント，科学的な根拠のある耐圧分散，神経損傷を引き起こさない除圧法など体験演習を実践した。参加者には大好評で，3年間継続して実施した。2014年の教育セミナーは，周術期の体温管理の実際を認定看護師たちで企画，実施した。
>   認定看護師の活躍は，根拠に基づいた実践の姿に，看護者たちの手本になっていることを実感した（**図Ⅳ-2**）。
>
>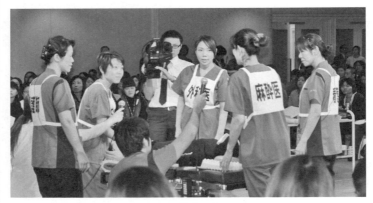
>
> **図Ⅳ-2　教育セミナー**

た。

　2000年（平成12年）第14回年次大会は，手術看護が成すべき「手術看護の質の保証と責任」について考える場として「21世紀への扉を開けるのは，私たち」を掲げ"手術看護の質保証と責任"とした。

　2001年（平成13年）第15回年次大会は，第13，14回年次大会の成果を踏まえ，手術看護の未来を創造するのは自分たちであることを自

Chapter. Ⅳ　日本手術看護学会の活動の経緯と成果

覚し，研究，開発した知識・情報の共有化を図る機会にしたいと考えた。また，看護の質を表現でき，次世代に引き継がれるさらなる発展の機会となるように「21 世紀　北の大地からの発進」"手術看護　未来の創造"をテーマに掲げた。

2002 年（平成 14 年）第 16 回年次大会は，手術看護分野の認定申請を実施した年であり，手術看護の専門性と独自性を踏まえて，テーマを「手術看護の魅力を語ろう」"手術看護の専門性と独自性"とした。

2003 年（平成 15 年）第 17 回年次大会は，日本看護協会より「手術看護」分野が認定された年であったためテーマは，「手術看護の専門性を追求する」"集ろう・語ろう・深めよう"を掲げ，手術看護に携わる看護師一人ひとりが手術看護の専門性「手術室看護師の役割」を明確にし，語り合っていく機会とした。

特別講演は楠本万里子氏（日本看護協会常任理事）で，「手術看護における倫理―患者取り違えの判例から考える」がテーマであった。

2004 年（平成 16 年）第 18 回年次大会のテーマは，「いま求められる手術看護」―私たちの"手"から伝えよう―であった。手術医療の変遷に伴い手術看護のありようも変化している。高度な専門性が求められると同時に，細やかで温かみのあるケアのニーズも高まる一方で，一人ひとりの患者やその家族が手術看護に託すものは何か，そして手術看護に日々かかわる私たちは，自分がもてる知識・技術・心を駆使してどのようにそれに応えていくか，専門性や独自性を追求しつつ，一人ひとりの患者の期待に添うような看護をともに考えていく場にしたい意図があった。

2005 年（平成 17 年）第 19 回年次大会は，手術看護の重要性を看護界，社会にアピールすること，そのために手術を受ける患者の安全と安心を目指した患者中心のテーマを掲げ，開かれた手術看護「伝えよ

109

う手術室看護師からのメッセージ」とした。

2006年（平成18年）第20回年次大会は，テーマを「近未来の手術看護を創造する—手術室看護師の役割とコラボレーション」とした。

2007年（平成19年）第21回年次大会のテーマは，「手術看護の専門性が発揮できる環境—考えよう　整えよう　拡げよう」で，手術を受ける患者の安全と安心を提供する手術看護の在り方を見つめ直した。そして手術看護の専門性が発揮できる環境であるか，発揮できる環境にするにはどのようにしたらよいかなどを考える大会であった。

2008年（平成20年）第22回年次大会は，テーマを「手術看護の主張—語ろう，深めよう，高めよう」とした。2006年の診療報酬に入院基本料「7：1看護」が導入され，手術室看護師の算定基準を考慮せずに人員算定を決めたことが重要な課題となった。また患者が安全で安心な手術を受けるために医療者の高い倫理観が求められ，手術室看護師の果たす役割は重要である。日々の看護実践が根拠に基づいて実施できているかの検証が必要と考え，患者に適切でより質の高い看護を提供することを目標にした。

2009年（平成21年）第23回年次大会は，メインテーマを「未来につなげる手術看護」，サブテーマは「変えるものと変えてはいけないもの」とした。安全で安心，確実な手術を行ううえで手術室看護師が担当する領域を明確にし，その専門性を高めていくべきではないかと考えた。医療と看護の提供者として，「変えるべきことと変えてはいけないこと」を明確にし，専門性を発揮できるメンバーの役割の構築についてディスカッションした。

2010年（平成22年）第24回年次大会は，テーマを「巧みの技と心を伝えよう！—手術看護の魅力，やりがい，心」とした。手術医療はますます高度化・複雑化し，それに伴い手術室看護師には手術を受け

Chapter. Ⅳ　日本手術看護学会の活動の経緯と成果

る一人ひとりの患者に合わせた個別性のある，安全・安心・安楽な看護の提供が求められている。同時に，変化に応じて冷静沈着で，瞬時に判断できる力をもつチームのマネジメント能力，さらに高い倫理観と信頼される人格が必要と考えた。

2011年（平成23年）第25回年次大会は，テーマを「手術看護のイノベーションを考える"Mission, Professional, Teamwork"」とした。手術医療は，複雑・高度化して手術難易度がアップし，高齢者などのハイリスク患者や合併者をもった患者の増加で手術運営の効率化も求められてきた。このようななかで手術看護にかかわるわれわれにとって手術環境の変化に合わせた，手術看護のイノベーションが課題であると考えた。

2012年（平成24年）第26回年次大会は，テーマを「進化する手術看護への挑戦―様々な医療環境に柔軟に対応できる手術看護能力の構築」とした。手術医療の進歩には目を見張るものがあり当然手術室看護師は，その新しい知識や技術の習得に対応しなければならない。そのために医療安全を含む教育・業務・管理などに対応する課題が多く，加えて看護界全体においても，看護師の業務・役割拡大など変革期にある。そのような状況のなかで，看護観を大切にしながらチーム医療を推進しつつ医療の安全を担保できるリスクに関する感性の育成など，個々の自己育成能力を高めて，キャリアの開発につなげ，自信をもって看護することが重要であると考えた。

2013年（平成25年）第27回年次大会は，テーマを「未来へ続く，手術看護の探求―心に届く手術看護の道を切り開く，ナラティブによる伝承」とした。手術室看護師が組織横断的なチーム医療を推進するために必要な能力は，他職者間との情報共有やマネジメントである。手術環境が変化していくなかで，手術室看護師が未来へ看護を伝承す

111

るには患者の心に届くような手術看護を探求し，看護の質をより高めることが重要と考えた。

2014年（平成26年）第28回年次大会は，第4回ASIORNA会議と合同開催となった。メインテーマは，「周術期のチーム医療」と題し，チーム医療と医療安全が取り上げられた。年次大会は，「いのちに寄り添う手術看護」が企画された。

2015年（平成27年）第29回年次大会は，これまで築き上げてきた手術看護を継承し，未来に向かって看護の役割が「進化」をしながら，専門性を強化し続けていく機会となることを願い，テーマを「進化そして深化する手術看護—看護の役割拡大と質の保証」とした。

2）編集活動

1979年（昭和54年）にスタートした本学会の前身である手術室看護研究会は，1980年（昭和55年）に第1回手術室看護研究会記念講演会を開催した。口演として1題の論文発表[1]があった。その後，毎年行われた研究会や全国で始まった地区の研究会にも5〜10題の研究論文が発表されるようになった。さらに1987年（昭和62年）からは全国組織の日本手術室看護研究会となり，第1回日本手術室看護研究会では術中の体温管理や体位に関する安全性，術前訪問などの内容で，8題の研究論文の発表があった[2]。その後，感染予防や業務改善などのテーマも加わり，毎年20題の発表が行われてきた。

日本手術室看護研究会は1995年（平成7年）に日本手術看護学会に改称し，学会として発表論文の査読が行われるようになった。また翌年1996年（平成8年）には研究助成制度を開始し研究への取り組みを奨励している。発表テーマも多岐にわたり論文数も次第に多くなってきたので内容ごと14のテーマ（**表Ⅳ-1**）に分類して発表を行うように

Chapter. IV　日本手術看護学会の活動の経緯と成果

表IV-1　発表テーマ別分類

1. 手術室運営，看護管理
2. 新人教育
3. 継続教育
4. 情報開示，看護倫理
5. 危機管理，安全管理
6. 患者，家族への心理的援助
7. 術前・術中・術後訪問
8. 看護記録
9. 皮膚・神経障害の予防，DVT 対策
10. 体温管理
11. 感染対策
12. チーム医療（2012 年より設置）
13. 防災関係・減災対策（2013 年より設置）
14. その他

した。また，手術体位固定の実施や用具の開発などの実践報告では参考文献が少ない論文がみられたため，論文の質の向上を図るために1997 年（平成 9 年）以降は研究論文のまとめ方について研修会を開催している。

　本学会では発表論文の集録集の編集を行ってきたが，2005 年（平成17 年）には懸案事項であった学会誌の発行を開始した。学会誌は投稿論文に合わせて年次大会の発表論文集（2015 年まで）と年次大会抄録集の年 2 回を発行している。また新たな組織として編集委員会を組織し，投稿論文規程を作成して公募し査読を行っている。査読者は看護界で広く学識をもつ方々に依頼，1 件を 2 名で査読し必要時修正をしたうえで質の高い論文を学会誌に掲載できるように活動している。なお，記念の投稿論文第 1 号は河合桃代の論文であった[3]。また 2015 年までに学会誌に掲載された投稿論文は，原著論文が 3 題，総説 1 題，研究報告 6 題，実践報告 2 題，資料 3 題（**表IV-2**）である。学会誌はその学会の成熟度を知る目安ともいわれているが，本学会では臨床にお

手術看護の歴史

表Ⅳ-2 学会誌投稿論文掲載一覧[4]

<原著論文3題>
河合桃代(2006) ：手術室看護師のエキスパート性：身体化された"ハビトゥス"
土藏愛子(2009) ：手術室看護師が用いる看護技術の特徴―手術室準備から執刀までの外回り看護師の実践から
土藏愛子(2011) ：手術室看護師の看護技術修得に影響するもの

<総説1題>
水谷郷美他(2015)：国内文献から見た手術看護教育における研究動向―看護基礎教育に焦点を当てて

<研究報告6題>
水谷郷美他(2011)：手術室実習における学生・実習指導看護師の達成感に関連する要因
住田香澄他(2013)：「よい外回り看護師」を特徴づける倫理的要素の抽出―フォーカスグループインタビューより
小澤尚子他(2014)：手術室看護師が看護基礎教育で経験した手術室実習の思いと看護実践への影響
住田香澄他(2015)：良い外回り看護師の倫理的要素と特徴
守屋優一他(2015)：高機能麻酔シミュレーションを用いた悪性高熱に対する教育プログラムの開発
石井みゆき(2015)：手術室看護師の術後訪問における看護技術の質的研究

<実践報告2題>
隅川左織(2009) ：手術室看護師による家族への看護に関する文献検討―過去10年間の文献から
水谷郷美他(2011)：手術室実習における学生と看護師の目標達成に対する意欲と評価の相違

<資料3題>
阿部祝子(2008) ：乳房切除術クリニカルパスにおける周手術期の看護記録内容の分析
本間周淳他(2009)：体圧から見た側臥位手術時の腋窩枕の評価
水谷郷美他(2014)：国外文献から見た手術看護教育における文献動向―看護学生を対象とした教育に焦点を当てて

ける教育的支援も併せて行いながら学術的内容の充実発展に寄与できるようにめざしている。

　なお，各地区が行っている研究助成とは別に2006年より学会本部における研究助成制度を設けている。助成は1件30万円を年間2件

Chapter. IV　日本手術看護学会の活動の経緯と成果

表IV-3　本学会が助成を行った研究テーマ

2006 年	看護基礎教育における手術室実習の現状と課題 手術室看護師の看護ケアの実践内容に関する研究
2007 年	手術を受ける小児・家族へのプレパレーション DVD の活用に関する研究
2008 年	看護基礎教育における手術室実習への取り組みと成果
2010 年	手術中の器械出し看護師の思考に関する研究 悪性高熱に対する新しい教育プログラムの開発
2013 年	手術における体内遺残防止カウント業務に関する実態調査 手術室看護師の移動・異動の違いによるキャリアの形成の違いと能力開発の課題
2015 年	手術室看護師ストレス尺度の信頼性の検討

程度とし，結果は 2 年以内の年次大会での発表や学会誌への投稿を条件としており，2015 年までに**表IV-3**のようなテーマの研究に助成を行ってきた[4]。

3）会員実態調査

　事業として 5 年ごとに実施している。第 1 回（1993 年）では，会員の背景の把握を目的として手術看護の実践状況，教育の実態と専門性への認識などについて調査した。第 2 回（1999 年），および第 3 回（2004 年）では会員の状況と動向，手術看護に関する基礎データを継続的に把握することを目的に実施した。

　第 4 回（2009 年）は，2004 年に「手術看護分野」の認定看護師教育課程が始まり認定看護師が誕生したこと，麻酔科医師の偏在や 7：1 入院基本料算定基準取得による手術室人員配置への影響などについて調査した。

　第 5 回（2014 年）では，第 4 回調査からの変化をみる項目とチーム医療としての術前外来や WHO 手術安全チェックリストの活用などの調

査項目を追加した。調査内容は，①基本属性，②所属する施設および手術室（部）の規模などについて，③勤務体制および労務体系，④看護師の配置・所属について，⑤手術室（部）における教育について，⑥学会活動について，⑦手術看護実践について，⑧手術看護の専門性と認定看護師制度について，⑨手術看護関連業務について，⑩医療を取り巻く状況の変化についての項目で行われた。

5年ごとの調査結果を分析・考察し，第1回，2回は会報に載せ，3回からは，日本手術看護学会誌に掲載し，年次大会で報告している。また，本学会の事業や企画運営にも反映させている。

4）手術室看護要員算定基準

「Chapter. V　手術看護の実際」のなかで述べているように，初めは医師と看護師だけで手術を実施していた。看護師は器械の準備，患者の支援，部屋の準備，医師の介助など多くの業務を行ってきた。他職種の導入以前から現在に至るまで，手術に直接かかわる器械出し（直接）看護とその他患者の支援全般を担う外回り（間接）看護の2つの役割を明確にして，手術看護の専門性や責任を構築してきた。手術室看護管理者は，手術の難易度や患者のリスクに合わせて看護人員を配置してきた。日本の看護の歴史において1958年実施された診療報酬改定により国民皆保険制度施行に向けた医療保険制度の変革があり，そのなかで「基準看護」が出された。その後看護師不足への対策や進歩する医療のなか，優れた人材の確保や看護の評価の変遷に合わせた対策が打ち出され，基準看護から「新看護体系」へ名称変更するなど数度の変遷を経て2006年に「7対1入院基本料」を新設，現在に至っている。しかし入院基本料は病棟などの入院ベッドが対象であるため，手術室の看護要員算定基準は存在しなかった。「手術室における看護

Chapter. Ⅳ　日本手術看護学会の活動の経緯と成果

要員の算定基準」に関する体系的な調査研究は，これまでほとんど存在しない。わずかに堀田哲夫氏（新潟大学医歯学総合病院）らによる，全国の国立大学病院手術部の現状調査のデータから導き出された研究結果があるのみである。

　2006 年日本手術看護学会関東甲信越地区が「手術看護要員算定プロジェクト」を立ち上げ，4 つの大学病院で「予備調査」を行った。調査方法は，施設アンケート，手術室タイムスタディ（職員別/手術別），手術台帳分析である。成果としては，手術室看護要員算定の基礎データ収集，調査方法の確定，指標となる調査要素の確定である。

　2007 年日本手術看護学会関東甲信越地区の 20 施設で調査を行った。調査方法は 2006 年と同様である。成果としては，20 施設の手術台帳，タイムスタディデータとリンクしたデータ収集，手術室看護要員算定式候補の抽出である。手術室看護要員数を規定するファクターについて，「手術室看護要員数は，看護師の直接業務量に依存する」という経験的仮説に基づき，20 施設をケース（標本）として「重回帰分析」を試みた。

　分析の結果明らかになったことは，「看護師の直接業務量」は，「手術件数」と「手術 1 件あたりの手術時間」が大きく影響していた。2007 年度の調査では平均で 1 室あたり 2.89 人という結果であった。計算から得られた 2.89 人/室という値は，手術室看護管理者としては，日常の看護実践から考えると納得しがたい数値であった。この算定式には実際の労務環境が反映されていないことに気がつき，2008 年再度前年に調査を依頼した施設の労務環境（実働時間，休暇取得者数，夜勤入り，夜勤明け人数）を加えて数値を算出した。こうして補正の結果1 室あたり 3.85 人となり，平均値としては経験上納得できる数値であった。一方で，20 施設の分布をヒストグラムで表すと，1 室あたり

117

3.2 前後と 4.5 前後に 2 つのピークがある，いわゆる「二峰性」構造がみられた。そのため要員数の算定式の結論とするには無理があると判断した。

2009 年再び全国調査を行った。257 施設にアンケート調査をし，180 施設から回答を得た。手術室 1 室あたりの看護要員数について，重回帰分析による 1 室あたりの看護要員数は，全体で 3.99 人，1 日平均手術件数，1 件あたり手術時間からは，C 群・D 群の 2 パターンに分かれた（図Ⅳ-3）。

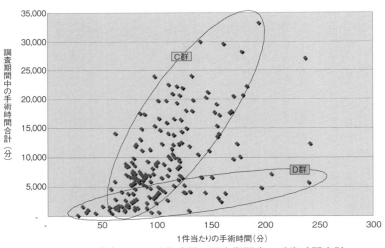

図Ⅳ-3 1 件当たりの手術時間／調査期間中の手術時間合計
C 群：400 床以上，1 日平均手術件数 10 件以上，手術室数 7 室以上全般的に長めの手術が多い
D 群：400 床未満，1 日平均手術件数 10 件未満，手術室数 7 室未満全般的に短めの手術が多い

2010 年 1 室あたりの看護要員数は，全体が 3.99 人，C 群が 4.15 人，D 群が 3.70 人という 2 つの施設特性の検証を行い，看護要員算定式の確定，一部屋あたりの要員数の確定を行った。

Chapter. IV　日本手術看護学会の活動の経緯と成果

　結論として以下のことを本学会として提言した。

　「1 日平均手術件数」，「1 件あたり手術時間」を説明変数とした重回帰分析から算出した「1 室あたり看護要員数」は，全国の手術室の実態に即したものであり，その手法・算出結果とも妥当なものと考えられる。これらの結果を踏まえて，日本手術看護学会は科学的根拠をもとに手術室看護要員の配置基準を「手術室一部屋あたり 4 人」と提言する。

　ただし，施設規模（400 床未満）手術件数（10 件未満），手術室数（7 室未満）の施設ではこれより少ない人数となる場合もありうる。

　2013 年『手術室における看護要員の算定基準』の小冊子を発行した。その後，手術室看護要算定式を日本手術看護学会ホームページに掲載し，学会員が活用できるようにした。

5）業務実態調査

　2010 年に本学会の事業の一環として，全国の施設が安全な手術の提供と効率的な手術運営を目指すため，手術室看護師が実施している業務内容の実態を調査し，手術看護の専門性に基づき考察することを目的にプロジェクト活動を実施した。調査結果から，手術室看護師の器械出し看護と外回り看護の専門的役割が定着していることがわかった。2011 年本学会『手術看護業務実態調査報告』として小冊子にまとめ発行した。

6）業務基準・手順作成

　1998 年（平成 10 年）に日本手術看護学会編として『手術看護基準』初版を刊行した。その後 7 年が経過し，その間に医療状況は変化した。そのため安全に関する基準の見直しが要求され，2002 年に小冊子と

して「第7章　手術看護安全基準」を追加作成した。さらに2005年，改訂第2版を刊行した。初版の内容および項目を再検討し，新たに「10章　職員の事故防止基準」，「第11章　職員の健康管理基準」，「第12章　手術器械・器具の洗浄・滅菌，保管管理基準」，「第13章　災害防止及び災害発生時の基準」を追加した。

　2015年には改訂版第3版の手順基準の作成に取り組んできた。第3版は第2版の章立ての項目内容の見直し，大項目を13章から15章に増やし系統的に整理した。また，手術看護を周術期看護として捉え，本来行うべき看護を基準手順で示した。よって第3版は，業務の内容を網羅していることから「手術看護業務基準」と名称変更し作成中である。

7）安全対策活動

（1）過去の医療事故からの学び

　1999年1月11日横浜市内の病院で発生した患者取り違え事故は，医療現場の日々の現状を振り返えなければならい問題を突きつけた。この事故は法的責任の追求においても厳しい状況におかれた。

　厚生労働省は，「医療法施行規則の一部を改正する省令（2000年1月公布。4月施行）」により特定機能病院における安全管理体制の確保を「高度な医療の提供」に不可欠な要素として位置づけ，「指針の整備」「医療事故等の院内報告制度」「委員会の開催（月1回程度）」「職員研修（年2回）」を承認要件とした。そして日本で初めてリスクマネジメントを法的に義務づけた。

　本学会も1999年の重大な事故報告を受け，事故防止のため現状把握を行い検討した。その結果手術看護の使命に基づき，患者の安全と安心の理念が根づき，患者の擁護者となる看護の重要性を実感した。

Chapter. IV　日本手術看護学会の活動の経緯と成果

しかし実際は安全管理のための事故防止が，その当事者，職種，部署に任されすぎている傾向が強いことがわかった。さらに，安全管理の取り組みが，体系的でないこと，インシデント・アクシデントの現状や傾向などのデータが科学的データとなっていないこと，組織横断的に取り組めていないことなどが明らかになってきた。

（2）関連学会への参加

上記の課題に取り組むために 2008 年 5 月，日本医師会，日本歯科医師会，日本看護協会，日本病院薬剤師会，日本臨床工学技士会と医療の質・安全学会による「医療安全全国共同行動 "いのちをまもるパートナーズ"」が発足した。2010 年には本学会も参加メンバーとして登録した。2011 年「医療安全全国共同行動 "いのちをまもるパートナーズ"」の会議が京都で開催され，本学会の代表者 2 名が参加した。参加メンバーには，日本外科学会・日本麻酔科学会の代表者が参加し，手術室の事故防止について情報の共有と課題について意見交換をした。

（3）学会としての活動

a）WHO 手術安全チェックリスト活用の推進

本学会は 2011 年より「WHO 手術安全チェックリスト」の採用に向け取り組み始めた。その後，学会として手術安全の取り組みを強化するため，年次大会のなかで「手術安全チェックリスト」を推進した。また，2011 年より手術安全チェックリストの活用について，日本麻酔科学会とともに行動目標 S（Safe Surgery Saves Lives）の取り組みの強化を共同して行った。

2012 年，医療安全全国共同行動報告会において，三枝典子は，自施設の前橋赤十字病院の医療安全の取り組みについて報告した。また同年，日本臨床麻酔科学会で，WHO 手術安全チェックリストについてのシンポジウムが企画された。シンポジストは，麻酔科医・外科医・

121

看護師・医療安全管理室担当医師の4名であった。

　石橋まゆみは，手術室の安全管理として，「手術患者の安全管理チェックリスト導入とタイムアウトの実施の現状」を報告した。本学会理事の所属施設全国49施設のうち13施設が導入している現状であった。西脇公俊氏（名古屋大学麻酔科教授）は，2012年4月に日本麻酔科学会において，日本麻酔科学会認定病院1,222施設を対象に調査した結果，714施設から回答が得られ何らかのチェックリストを使用してタイムアウトを行っている施設は47%，そのなかでWHO手術安全チェックリストを導入していると回答した施設は37%であったと報告している。その後，平成2014年2月，本学会が実施した第5回会員実態調査では，「WHO手術安全チェックリスト」の活用状況は1,675施設のなかで，55.5%が実施しており，2011年より増加傾向にあったがまだ50%程度であった。本学会のチェックリスト活用の推進により，各施設が取り組み始めていることが推察された。

　b）安全対策委員会設置

　2013年会員へ手術安全に関する情報提供を行い，患者が安全で安心して手術を受けることができる安全環境の推進を実施した。

　安全のためのチェックリストは手術室看護師を中心に活用を進め，患者の安全対策に生かされている。

8）国際会議

（1）世界手術室看護師会議

　AORNはAssociation of periOperative Registered Nurses−アメリカ手術室看護師協会の略称である。AORN主催による国際会議は，1978年（昭和53年）に第1回世界手術室看護婦会議がフィリピンのマニラで開催され，日本からも参加し国際的な交流の場がもたれた。国

Chapter.Ⅳ　日本手術看護学会の活動の経緯と成果

際会議開催などを背景に日本の手術看護の考え方が大きく変化し，現
在の日本手術看護学会の発展に影響を受けた。

　国際会議は 2 年ごとに開催され，国際企画委員会でテーマを決め実
施している。国際会議の開催地や発表者の演題は，本学会 10 周年史，
20 周年史に記載されている。

　2007 年第 14 回世界手術室看護師会議が韓国のソウルで開催され，
世界手術室看護師会議は終了したが，本学会は毎年開催される AORN
年次大会に継続して参加し，本学会運営や活動に生かしている（**エピ
ソードⅣ-2**）。

エピソードⅣ-2

AORN 年次大会参加

　2009 年のシカゴで開催された AORN 年次大会に参加した。プログ
ラム内容が豊富で，とくに看護師個々の状況に応じた教育セミナーが企
画されていた。当時朝 6 時台から，さまざまなワークショプが企画さ
れ，ディスカションできる場がいくつも設けられ，熱心に会員が参加し，
取り組みの熱さに感銘した。会員には，教育のポイント制や認定の更新
との関係から，受講がポイントに影響するシステムが繰り込まれていた。
　また，会員が参加しやすい時間を考慮し，イブニングセミナーが開催
され会員が参加しやすい環境が整備されていた。日本の年次大会のプロ
グラムの企画に影響を与えた。

---

(2)国際周術期看護師連盟

　IFPN（International Federation of Perioperative Nurses）は，フィ
ンランドのヘルシンキで 1999 年に正式に発足した。IFPN は，国際看
護師協会（ICN；International Council of Nurses）に加盟する唯一の
国際周術期看護師の組織であり，世界のおよそ 10 万人の周術期看護
師を代表している。IFPN の使命は，加盟機関と協力して知識に基づ

123

いた業務，研究，教育を促進し，周術期看護師による看護の向上を世界的に支援することである。本学会は会員として AORN 年次大会開催時に IFPN の会議に参加し，検討事項の話し合いや情報共有の場となっている。

(3) ASIORNA CONFERENCE

上記のとおり AORN 主催による世界手術室看護師会議は，社会情勢の変化や種々の問題から 2007 年（平成 19 年）第 14 回韓国ソウル大会での会議を最後に終了した。

その年に韓国周術期看護師協会の Yoon Kesook 会長から，手術看護の質向上に向けて世界的に連携していくための今後の方向として，新たにアジア地区の周術期看護師の組織の発足の意義と必要性が提案された。

本学会は，Yoon 会長の趣旨に賛同し韓国周術期看護師協会と連携し，アジア周術期看護師協会（以下 ASIORNA）の立ち上げを目的に，アジア各国の手術室看護師の団体のリーダーに呼びかけ，会議の開催に協働したのが始まりである。

a）1st Asian Perioperative Nursing Leadership Forum

2008 年 6 月第 1 回アジア周術期看護リーダーシップフォーラム（以下 APNLF）が韓国で開催された。本会議は，アジア地区のネットワークの構築と周術期看護の情報の共有化およびアジア地区における手術室看護師の融合を図るために開催し，参加国は日本，韓国，タイ，マレーシア，シンガポール，中国，インド，台湾の 8 カ国であった。

プログラムは，各国の手術看護の現状や取り組みについての発表とグループディスカションで，①手術室スタッフと専門家教育，②スタッフ採用とモチベーション維持，③看護実践の標準化とエビデンスに基づく看護が話し合われた。

Chapter. Ⅳ　日本手術看護学会の活動の経緯と成果

　b）2nd Asian Perioperative Nursing Leadership Forum

　2009 年第 2 回 APNLF は第 23 回日本手術看護学会年次大会と合同
で，テーマを「アジア地区の手術看護の未来への歩み」と題して開催
された。第 1 回 APNLF を進化させ，周術期看護の発展と推進を目的
に，わが国を除く 5 カ国から総勢 60 名が参加した。

　本会議において正式に ASIORNA が誕生し，名称，目的，事業案，
組織運営などを決定した。

　本会議の議題内容は**表Ⅳ-4** 参照。

　c）第 1 回 ASIORNA 会議

　2010 年，第 1 回 ASIORNA 会議は，第 3 回 APNLF と合同でマレー
シア（クアラルンプール）で開催された。この会議は，マレーシア看護
協会（MNA）の主催で開催され，テーマは，「すべての周術期看護師の
連携 2010」であった。

　会議には，マレーシア，中国，韓国，台湾，日本，タイ，シンガポー
ル，インド，インドネシア，オーストラリア，およびニュージランド
の 11 カ国から 600 名が参加した。

　日本からの参加者は 33 名で，口演 7 題，ポスターセッション 10 題，
招待講演 1 題であった。発表は同時通訳が提供された。

　学会は 2 日間にわたり，3 日目には希望者に病院見学が予定されて
いた。ASIORNA ボードミーティングにおいて，会則の承認と役員の
選出が行われ，ASIORNA 理事長に Yoon Kesook（韓国），副理事長に
久保田由美子（日本）が選出された。また，ASIORNA バッチ（**図Ⅳ-4**）
授与の特別式典が催され，理事会の全メンバーにとって名誉で幸せな
ひと時であった。

125

表Ⅳ-4　2nd Asian Perioperative Nursing Leadership Forum の議題

1. 会議開催の継続
2. 組織の名称とロゴ(図Ⅳ-4)
3. 目的
4. 事業案
5. 組織運営
6. 次期開催国と開催時期
7. 次期開催の企画内容

［決定事項の要約］
1) 組織名を ASIORNA (ASIAN PERIOPERATIVE NURSES ASSOCIATON) (アジア周術期看護師協会)を創設した。
2) 学術組織とするか国際会議とするかという本会議の性格を討議した結果，アジア地域における周術期看護のネットワークを強化することを基本的に，永続性のある会議にすることで合意した。
3) 目的
   ⓐアジアにおける周術期看護の質を向上させる。
   ⓑアジアにおける周術期の新しい活動を組織し，情報交換と討議を通して共に発展していく。

ASIORNA 組織の構成として，理事会および運営委員会メンバーによって ASIORNA 理事会会合，財務，規約が策定された。
　規約で ASIORNA 会議は，2年ごとに開催される。

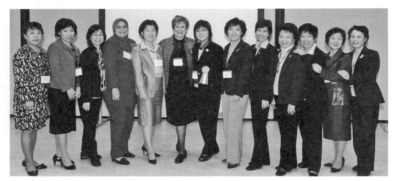

ASIORNA での理事・運営委員メンバー

Chapter. IV　日本手術看護学会の活動の経緯と成果

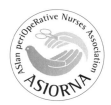

図Ⅳ-4　**ASIORNA** ロゴマーク

d）第2回 ASIORNA 会議

2011年第2回 ASIORNA 会議は，中国で開催する予定であったが諸事情で急遽，韓国（済州島）で開催された。

韓国周術期看護師会議（KAORN）と参加各国の手術看護界のリーダーが集結し，現在の課題について議論する第4回 APNLF と合同で開催された。

テーマは，「アジアにおける周術期看護の大いなる可能性と明るい未来」であった。本会議では世界各国からの周術期看護の著名な方々が参加し，貴重な講演を拝聴することができた。またアジア太平洋地域の参加各国によるプレゼンテーションやポスターセッションが行われた。周術期看護をさまざまな視点で意見を交換し，知識を広げるとともに共有の場になった。各国の参加者はアジア各国の看護の状況を知る機会となった。

第4回 APNLF では，参加各国の周術期看護の現状とその課題についてディスカッションが行われた。課題は看護の質の向上，ベストプラクティス，エビデンスに基づく看護実践などであった。

本会議は，アジア5カ国から500名が参加し，日本からの口演は14題，ポスターセッションは3題であった。

e）第3回 ASIORNA 会議

2012年第3回 ASIORNA 会議は，第5回 APNLF と合同でタイ（バ

ンコク）で開催された。テーマは，「安全で質の良い周術期ケアの向上：世界的連携」であった。その目的は①最新の術式（外科技術）および技術革新について周術期看護師間の考え方や情報の共有，②加盟国の周術期看護師間の協同ネットワーク構築の促進，③ASIORNA 加盟国の周術期看護師に向けての諸活動についての認識の共有であった。

本会議参加国は 15 カ国 675 名で，日本からの参加者は 26 名，口演 7 題，ポスターセッション 1 題であった。

f）第 4 回 ASIORNA 会議

2014 年第 4 回 ASIORNA 会議は，第 6 回 APNLF，第 28 回日本手術看護学会年次大会と合同で福岡市で開催された。テーマは，「周術期のチーム医療：多職種との協働」であった。

在院日数が年々短縮されるなか，病院から暮らしの場へ医療・看護をつなぐためには多職種との連携が重要であり，そのなかでも看護職の果たす役割は大きい。周術期においても同様であり，チーム医療の最大の目的である安全で安心な医療を提供し，患者の満足度を向上させるために手術室看護師は専門的な知識と技術・倫理観をもって患者に寄り添い，多職種と協働していくことが求められている。本会議では，世界の手術看護のトップリーダーから，チーム医療と医療安全についての講演を聞き，WHO 総会で医療の安全性が現代医療における国際的な問題であるとの宣言が出されていたため，改めて医療の安全を考える機会となった。合同シンポジウムでは，医療安全におけるチーム医療における多職種による連携と期待される手術看護の役割について，それぞれの専門的立場（教育者，管理者，現場スタッフなど）から討議された。

国際的な交流の場として改めて手術室看護師のパワーを感じる大変有意義な会議となり，参加した海外参加者からは満足したとのメッ

Chapter. Ⅳ　日本手術看護学会の活動の経緯と成果

セージが届けられた。本会議の参加国は16カ国，参加者数576名（国内364名，海外212名），日本からの研究の口演は12題，ポスターセッション11題であった（エピソードⅣ-3）。

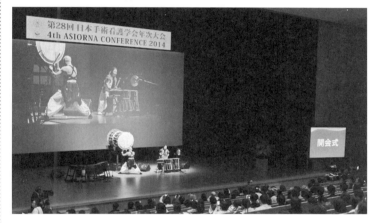

> エピソードⅣ-3
> 第28回 日本手術看護学会年次大会／
> 第4回 ASIORNA会議2014 オープニングセレモニー
>
> 本学会の年次大会開催のオープニングセレモニー（各地区のご当地の特徴を出したセレモニー）は，AORNの開会セレモニーを参考にして各地区で開催の準備に携わったメンバーや，各地区会長が紹介された。熱気に圧倒されたことを思い出す。

g）第5回 ASIORNA会議

2016年第5回ASIORNA会議と，第7回APNLFは香港で開催した。

第1～4回ASIORNA会議でのわが国の発表者のプログラムを以下に示す。

手術看護の歴史

1ST ASIAN PERIOPERATIVE NURSING (ASIORNA)
CONFERENCE 2010
Collaboration of All Perioperative Nurses 2010

Dates : October 26-28, 2010

Venue : Shangri-La Hotel, Kuala Lumpur, Malaysia

Invited Lecture

The Current Status of Operative Nursing in Japan and Future Challenges

Kyoko Kikuchi

Symposium (Oral Presentation)

(Career Ladder & Critical Strategy)

A Study of Nurse Training with a Career Ladder in the Operation Department at Hospital A

Kazuyo Uozumi, Naoe Nakamura, Yuko Kita, Motoko Suzuki

(Management)

The Effects of Pre-Surgery Surgical Team Meetings (Briefings)

Akiko Kamimura, Shoko Kurafuji, Eiko Kaneko

Factors Affecting Operating Room Nurses' Acquisition of Nursing Arts   *Aiko Tokura*

Results of a Survey of the Circumstances of Members of the Japan Operative Nursing Academy and Analysis Thereof

[Report No. 1]   *Mika Kimura*

Takahiro Ogane, Kazuyo Hamada, Youko Fujimoto, Yumiko Kubota, Kyoko Kikuchi

Preparation of Children and their Family Members Prior to Surgery : Observations from the Results of a Survey of Family Members

Masako Arakida, Kayo Hashizume, Syun Furusawa, Yuko Yoshida

(Time : Topic/Event/Rooms)

Characteristics of Theater Nurses' Professional Autonomy : Discrepancies in Subjective and Objective Evaluations   *Misako Nagasawa, Tomomi Kitai*

Results of a Survey of the Circumstances of Members of the Japan Operative Nursing Academy and Analysis Thereof

[Report No. 2]   *Takahiro Ogane*

Mika Kimura, Kazuyo Hamada, Youko Fujimoto, Yumiko Kubota, Kyoko Kikuchi

TOPIC (Poster Presentation)

Conditions and Issues Facing Mid-Ranking Nurses in Operating Theatres : From Jona's Measures to Implement Training for Mid-Ranking Nurses   *Sumiko Sato*

Survey of Harassment of Nurses at an Advanced Treatment Hospital   *Mayumi Ishibashi*

Measures to Employ "Time Outs" Using Networks of Registered Nurse

Masaya Yoshikawa

Activity Report by a Certified Operative Nurse : Measures toward the Introduction of "Time Outs"   *Koji Toyoshima*

Chapter. Ⅳ　日本手術看護学会の活動の経緯と成果

Measures for Training of New Operative Nurses　　　　　　　*Tomoe Sakohira*

Measures to Prevent Bedsores in Prone Position Surgery : Investigation into the Effectiveness of Remois Pads[®]　　　　　　　　　　　　　　　　　*Rumi Takeyama*

Changing Nurses' Perceptions of Pre-Paediatric Surgery Visits : Use of Presentation Tools　　　　　　　　　　　　　　　　　　　　　　　　*Takako Ogawa*

Implementation of Work Improvements for Operative Nurses Based on a Survey of Work Load by Time Slot　　　　　　　　　　　　　　　　　*Fumiko Yokota*

Issues Arising from a Fact-Finding Survey following the Introduction of "Time Outs".
　　　　　　　　　　　　　　　　　Takae Okada, Mayumi Ishibashi

Investigation into the Effectiveness of Preparations for the Operating Theatre
　　　　　　　　　　　　　Miwa Yoshida, Yoshie Suda, Yumiko Kawai

2nd ASIAN PERIOPERATIVE NURSING (ASIORNA) CONFERENCE 2011
Great Potential, Brighter Future for Perioperative Nursing in Asia

Dates : 29_{th} Sep. ~1_{st} Oct. 2011
Venue : The Shilla Jeju, Korea

Invited Lecture

Situation after the March 11 Earthquake Disaster and Future Tasks to Solve
　　　　　　　　　　　　　　　　　　　　　　Mayumi Ishibashi

Oral Presentations

Characteristics of the Theater Nurses' Nursing Practices and Moral Sensitivities
　　　　　　　　　　　　　　Fumiko Sakamoto, Michiko Nakamura

In Search of Factors behind the Standardization of Timeouts　　　*Eri Azuma*

Management of Operation Theater Facing Rolling Blackout Induced by the Tohoku Megaquake & Tsunami　　　　　　　　　　　　　　　*Noriko Takahashi*

The effects of Support Pillows Used to Secure Body Position during Spinal Sudarachnoid Anesthesia and Epidural Anesthesia : Amylase Assay in Saliva
　　　　　　　　　　　　　　　　　　　　　　Yoshitaka Kimura

Report on the Response of a Medium-sized Operating Theater (Surgical Department) at the Time of the Great Northeastern Japan Earthquake　*Hitomi Takahashi*

A Study on Parental Accompaniment during Pediatric Surgery and Procedures for Enabling Guardians to Play a Role　　　　*Mika Taneichi, Rumi Takeyama*

Improvements to Body Position Stabilization Products for Cervical Spine Surgery (Concorde position)　　　　　　*Mizuki Takeuchi, Yukari Kataoka, et al.*

Perioperative Collaboration among Staff from Various Professions
　　　　　　　　　　　　　　　　　　　Eiko Osawa, Kayo Sato

Thinking about the Disaster Manual for Operating Theaters (*Predominantly for the Incidence of Earthquakes*) *after Experiencing the Great Northeastern Japan Earthquake*
Keiko Hino

Study of Operative Nurses' Perceptions of Post-surgery Visits　　　*Ikuyo Kanzawa*

Effective Education for Nursing Students in the Operating Room : the Role of Nursing Instructors in a Clinical Context　　　*Misato Yoneda, et al.*

Effects of the Activities of the Perioperative Management Center and its Future Issues as Perceived by Operative Nurses　　　*Machiko Sato*

The Efficacy of Atonic Bleeding Simulation : From Pre-and Post-Simulation Questionnaire Survey　　　*Mashizu Tanaka, Michiko Kanai*

Evaluation of Introduction of a New Mattress in Decubitus Position Surgery
Kumagai Ayumi

Poster Presentations

Health and Hygiene Behavior and Perioperative Infection Prevention Measures in Care Practice in France　　　*Akiko Suzuki*

Issues Concerning Admission to Operating Theaters as Seen from a Review of Literature
Toyoko Yamada, Takako Yamamoto

Post-introduction Evaluation of Preoperative Oral Rehydration Therapy (*pre-op ORT*) *at Institute A*　　　*Yumi Kobayashi, Michiko Nakajima*

3rd ASIAN PERIOPERATIVE NURSING (ASIORNA) CONFERENCE 2012

Influence on Safety and Quality Perioperative Care : Global Collaboration

Dates : 30th Aug. ～1st Sep. 2012

Venue : Centara Grand & Bangkok Convention Center at Central World, Bangkok, Thailand

Oral Presentation

Safer Surgery through Improving the Information Exchange be tween Ward Nurses and Surgical Nurses　　　*Ayako Sudo*

Report on the Practice of an Institution Training Perioperative Nursing Specialists in Japan　　　*Kaoru Kusayanagi*

The Nursing Supervisor's Duty to Create a Safe and Secure Operating Room Environment : Based on Surveys of the Current Harasment Situation in Hospitals
Mamoru Kurita

Report on the Survey of Situation in Operating Rooms in Japan'S Tohoku Region after the Great East Japan Earthquake　　　*Kiyoko Koike*

Chapter. IV 日本手術看護学会の活動の経緯と成果

Usefulness of the Eardrum Temperature Monitor in the Open Surgery

Hiromi Kashiwagi

Operating Room Nurses' Awareness of the Importance of Surgical Nursing Tasks

Izumi Miyamoto

Radiation Exposure Care at Fukushima Medical University Hospital and Systematic Response in Receiving Patients Contaminated with OR Exposed to Radiation

Jun Kainuma

Poster Presentation

Status of Prevent on of Pressure Sore for Patient Undergoing Operation with Low OPDS Score, Towards Lowering the Incidence of Pressure Sore in Operation Rooms

Kenta Yanai

Protocol and Safety Checklist in the Intraoperative Magnetic Resonance Imaging (IMRI) Suite　　*Yosie Suda*

Fact-Finding Survey on Touching in Preoperative Visit　　*Terue Nakajima*

4th ASIAN PERIOPERATIVE NURSES ASSOCIATION (ASIORNA) CONFERENCE 2014

A Joint Meeting with the 28th Annual Meeting of JONA

Team Approach to Perioperative Care : Multi-professional Collaboration

Dates : October 9 to 11, 2014

Venue : Fukuoka International Congress Center & Fukuoka Sun Palace, Fukuoka, Japan

Keynote Lecture

IMPORTANCE OF TEAM-ORIENTED PERIOPERATIVE MANAGEMENT FOR PATIENT SAFETY　　*Sumio Hoka, MD*

Invited Lecture

INTERNET CHANGES THE WORLD : APPLICATIONS FOR MEDICAL REMOTE EDUCA-TION　　*Shuji Shimizu*

Symposium　＜Medical safety-from the perspective of team approach＞

[Keynote Speech]

THE ROLE OF TEAM MEDICAL CARE IN SURGICAL PATIENT SAFETY

Kimitoshi Nishiwaki, MD, PhD

CONSOLIDATING WHAT IT CURRENTLY MEANS TO BE A "TEAM" DO YOU KNOW THE "CHARACTERISTICS OF SUCCESSFUL TEAMS" ?　　*Junko Ayuzawa*

Oral Presentation

THE IMPORTANCE OF NON-TECHNICAL SKILLS : THROUGH THE EXPERIENCE AS A SCRUB NURSE IN THREE DIFFERENT COUNTRIES　　*Megumi Tanaka*

手術看護の歴史

SCRUB NURSES 'EMBEDDED KNOWLEDGE OF PATIENTS' PERIOPERATIVE STRESS
Sachie Furushima, Noriko Sato, Sumie Yoshida

COUNTERMEASURES FOR NEEDLESTICK AND INCISION INJURIES AT THE CENTRAL OPERATING ROOM OF KURUME UNIVERSITY HOSPITAL
Miho Miura, Chihoko Uchida, Yasunori Miyaguni, Eiko Kunitake

HOW WE REDUCE THE COST FOR MEDICAL MATERIALS AND EQUIPMENTS USED IN ENDOSCOPIC SURGERY : TRANSITION OF THE AVERAGE COST FOR LAPAROSCOPIC GASTRECTOMY DURING FIVE-YEARS
Hiroyuki Sasaki, Rie Takamatsu, Mika Nagabuchi, Kumiko Ippoushi

PSYCHOLOGICAL ALTERATION DURING WAITING PERIOD OVER TIME IN FAMILY OF PATIENT UNDERGOING SURGERY Misako Suto, Kotomi Ozasa, Chizuko Bukura

CASE STUDY OF AN OPERATION ON A PATIENT IN A PRONE POSITION FOR A COMMINUTED FRACTURE OF THE LEFT ELBOW JOINT DURING THE PATIENT'S 28TH WEEK OF PREGNANCY Ai Matsuzaki

CURRENT SITUATION OF OPERATING ROOM NURSE AND ANESTHESIOLOGIST STAFFING IN JAPAN Izumi Miyamoto

EFFECTS OF THE ORIGINAL PERIOPERATIVE CHECKLIST TO PERIOPERATIVE EVENTS IN THE TOHOKU UNIVERSITY HOSPITAL : AN ANALYSIS OF THE OPERATING ROOM OCCURRENCE REPORTS Ejima Yutaka, Miyata Go, Sato Eiko

STORAGE OF BLOOD PRODUCTS IN SURGICAL SITE BY COMBINATION BETWEEN NURSE, CLINICAL ENGINEER AND TRANSFUSION TECHNICIAN
Jun Kainuma, Tsuguo Igari, Etsuko Matsumoto, Mieko Sato

A NOVEL APPROACH TO SURGICAL INSTRUCTION FOR SCRUB NURSE BY USING SEE-THROUGH TYPE HEAD MOUNTED DISPLAY
Asami Itabashi, Chikage Sato, Norie Okabayashi, Hiromi Hirano

AWARENESS THOUGH THE ROLE PLAY PATIENTS BY INEXPERIENCED NURSES
Hitomi Shiotsuki, Fumiyo Tomiyama, Kanae Sada, Miyuki Kai

FROM THE VIEWPOINT OF AN OPERATING ROOM THAT EXPERIENCED A NUCLEAR DISASTER Shigenori Sasaki, Jun Kainuma, Tsuguo Igari, Eiko Watanabe

Poster presentation

EVALUATION OF EDUCATIONAL PROGRAM USING SURGERY VIDEO FOR THE NURSES WORKING IN THE OPERATING ROOM
Takae Bando, Kazuya Kondo, Hiromi Satou, Yoshie Imai

THE ROLE OF PERIANESTHESIA NURSE IN JAPAN Katsuyuki Miyasaka

STRESS EXPERIENCED BY NURSES TRANSFERRED TO THE OPERATING ROOM
Tomoko Azechi

EFFORTS OF CERTIFIED NURSE OF PERIOPERATIVE NURSING SOCIETY ON PERIOPERATIVE NURSING TECHNIQUE IMPROVEMENT IN KYUSHU AREA
Isao Ito, Yusuke Anai, Hitoi Kamimura, Chihiro Kitazono

PRE-OPERATION VISITS TO CHILD PATIENTS INCLUDING PREPARATION : CONDUCTING INTERVIEWS WITH OPERATING ROOM NURSES

Yukari Tateno, Kiyomi Asai, Noriko Ogura, Fumie Ode

ANALYSIS OF SITE AND LEVEL OF EMBARRASSMENT EXPERIENCED BY PARTURIENT WOMEN UNDERGOING OPTIONAL CAESAREAN SECTION : RELATIONSHIP OF COVERING AND PHYSICAL EXPOSURE DURING POSITIONING FOR RECEIPT OF LUMBAR ANESTHESIA　　*Keiko Nomura, Maki Matsuo*

THE EXPERIENCE OF PATIENTS PREPARING TO UNDERGO SURGERY UNDER FULL ANESTHETIC FROM THE TIME THEY LEAVE THE HOSPITAL WARD UNTIL THE ADMINISTRATION OF THE ANESTHETIC, AND THE SIGNIFICANCE OF THEIR EXPERIENCES　　*Mika Kimura*

IMPACT OF PERIOPERATIVE ROLE OF OPERATING ROOM NURSES ON THE PATIENT AND FAMILY

Kiyoaki Hokama, Orie Nagata, Katsunori Nakamura, Akemi Higa

PREVENTION OF INTRAOPERATIVE HYPOTHERMIA IN ENDOVASCULAR AORTIC REPAIR　　*Tamami Higa*

FIELD SURVEY OF STRESS EXPERIENCED BY OPERATING ROOM NURSES PROVIDING NURSING CARE DUTIES DURING AN OPRERATION : USING SALIVARY AMYLASE　　*Moeka Shiono, Yasue Hoshino, Noriko Saegusa*

QUALITY ASSURANCE OF CLEANING AND STERILIZATION OF LOAN INSTRUMENTS

Tae Gondo, Maya Ikenaga, Masami Hamada

＊　＊　＊　＊　＊

4. 関連学会との連携と手術看護の発展

　日本手術看護学会は，設立以来他学会と連携してきた。主な関連学会は日本看護協会，日本看護管理学会，日本手術医学会，日本麻酔科学会，外科系学会などである。

　日本看護協会：本学会設立以来年次大会の後援を受けている。また，年次大会のメインテーマに合わせて，常任理事らに医療安全・医療制度・看護師認定制度や看護全般の方向性と課題などの講演を依頼し，手術看護の課題や方向性を考える場としてきた。

日本看護管理学会：2013 年，本学会が推進する「手術室看護要員算定基準」，2014 年手術看護を取り巻く環境についての情報「手術看護業務実態調査」，2015 年安全な医療を実践するための，手術室看護師の役割拡大である「術前外来(患者サポートシステムの在り方—手術室看護師が行う術前外来からの発信—)」についてのインフォメーションエクスチェンジに参加した。全国の看護管理者に情報の提供と，手術看護の実際や役割拡大の理解を得ることができた。

日本手術医学会：本学会の立ち上げの頃から連携が強く，学会発表やシンポジウムに参加し，手術を協働するチームメンバーと多くのことをディスカッションする機会を得てきた。特に手術医療に関する感染予防については多くの情報を得ることができ，手術看護の発展につながった。1999 年には手術室の実践マニュアル，手術室看護と患者の安全(案)，2008 年には手術医療の実践ガイドライン，2013 年には，手術医療の実践ガイドライン(改訂版)の発行があり，手術室看護師の業務遂行に役立っている。

日本麻酔科学会：周術期管理チーム認定制度化にあたり，日本病院薬剤師学会・日本臨床工学技士会と共同した。2010 年(2011 年第 2 版)に作成した『周術期管理チームテキスト』の発行に携わった。また，外科系学会でもチーム医療に関するシンポジウムに参加し，手術室看護師の役割や麻酔科医・外科医への期待などを述べている。

❖文　献
1) 片山郁子：日本における小児患者の術前訪問の実際，第 1 回日本手術室看護研究会集録集，1980
2) 日本手術看護学会編：日本手術看護学会 10 周年史，日本手術看護学会，1996
3) 河合桃代：手術室看護師のエキスパート性：身体化された"ハビトゥス"，日本手術看護学会誌，2(1)：5-10，2006
4) 日本手術看護学会編：日本手術看護学会誌，第 1 巻 1 号～第 11 巻 2 号，2006～2015

Chapter. Ⅳ　日本手術看護学会の活動の経緯と成果

❖参考文献
・日本手術看護学会理事会議事録
・日本手術看護学会会則
・1st Asian Perioperative Nursing Leadership Forum（2008）〜6th Asian Perioperative Nursing Leadership Forum（2014）　議事録
・日本手術看護学会各委員会，プロジェクト活動議事録
・手術室における看護要員の算定基準，2013

Chapter. V
手術看護の実際

菊地　京子　　石橋　まゆみ

　看護は，1967年(昭和42年)の看護教育のカリキュラム改正を機に技術的側面を重視した時代から患者中心の看護を目的とした包括的看護を提供する時代になってきた。

　1978年(昭和53年)，マニラで開催された第1回世界手術室看護婦会議への出席や会議の記録誌を通して，わが国の手術室看護師は「周術期看護」の考え方やアメリカ手術室看護婦協会(以下 AORN)の存在と活動を知った。その影響を受けて日本の手術看護は大きく変化した。

　手術看護は手術を受ける患者が体験する一連の流れ(術前〜術後)に沿って展開されていくものであり，単に手術中の看護に留まらず，術前の情報収集から患者の問題点を明らかにし，術中の看護計画と介入，結果および評価さらに病棟看護へと継続する一貫性のある周術期看護として捉えるようになった。診断群分類(Diagnosis Procedure Combination；DPC)導入の前後(2000年頃)から在院日数が極端に減少し，手術前日入院・当日入院が当たり前の状況のなかで，それまでの術前訪問によるアセスメントや教育指導，手術後の退院指導では到底患者・家族が必要とする周術期看護にはなっていない。手術を受け

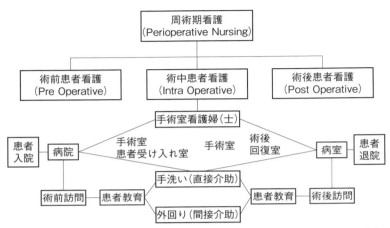

図V-1　周術期看護における手術室看護婦(士)の役割・機能模式図(**1999年**)
(文献4より引用)

る患者の安全・安心・安楽と手術医療の効率性などを考えると，周術期看護の考え方が術前・術中・術後および地域という一連の看護プロセスを担う必要があることを実感し，役割拡大してきた。手術看護は医療を取り巻く社会，医療の変化，国を揺るがすような災害などの経験を通して，チームで働く他職種との協働と関連性のなかで倫理的役割などの専門性を追求し，手術看護の役割を向上させている(**図V-1**)。

1. 看護実践

1) 器械出し看護・外回り看護

現在は器械出し看護・外回り看護であるが，以前は直接介助・間接介助といっていた。

1995(平成7年)年宮原多枝子会長は日本手術室看護研究会会報の新年のあいさつで，「昨年，専門看護婦(士)の認定と認定看護婦(士)の必

Chapter. V　手術看護の実際

要性から今後検討に向けての承認が，日本看護協会通常総会で得られました。当研究会もプロジェクトチームを作り，日本看護協会の制度委員会へ意見を出せるようにしています。このような動きのなかで，手術室看護は未だ直接介助・間接介助という表現をしています。主体的な手術室看護を明らかにし，表現も変えていく必要性を感じています。」と述べている。その後検討を重ね，2002年（平成14年）第16回年次大会から手術室看護を【手術看護】，直接介助看護を【器械出し看護】，間接介助看護を【外回り看護】と名称を変更した。

　日本の看護の変遷と同様に手術看護も医師の助手的存在としてスタートしている。とくに手術医療はある教授の管理下で行われており，その頃は器械出し業務を専従の看護師が行い，その他の業務を患者の情報を理解している病棟看護師が担っていた。手術室の中央化〔1955年（昭和30年）に東京大学医学部附属病院が中央化〕に伴い，手術の増加や安定した手術を実施するために器械出し・外回り業務を手術室の看護師が専従で行うようになってきた。これは当然のことといえる。また，看護教育の変遷が看護師の意識を変えてきたことも大きな要因と考える。

　手術室看護には器械出し看護と外回り看護がある。手術室の中央化により専従の看護師が配置された。初期（1960年代頃まで）は技術優先の傾向にあった。1970年代に入り患者を中心とした看護が教育の中心となり，手術看護も当然のこととして患者の安全・患者の精神的な支援・調整役などを大事な役割として認識するようになり，外回り看護が重要であるという考え方が定着してきた。しかし，長年手術室看護師としてやりがいを感じ，キャリアを積んできた看護師にとって器械出し看護の面白さは特別の感がある。

　日本において，1990年代初期に内視鏡手術が開始され，2010年代

には消化器・婦人科・泌尿器・呼吸器等の手術は内視鏡手術が中心となっている〔1985年（昭和60年）内視鏡下胆嚢摘出術実施〕。手術室看護師の不足（偏在）と内視鏡手術の増加により，臨床工学技士による器械出しが行われるようになってきている施設も散見される。今後少子化が進み看護師確保が困難となった場合，今まで手術室看護師の独占業務として実施してきた器械出し・外回り看護を他職種と協同することが必要となるであろう。長年手術看護として積み重ねてきたこの役割をいかにつなげていくかが大きな課題といえる。

2012年土藏愛子氏が出版した『手術看護に見る匠の技』には，他の領域とは異なる“匠の技”ともいうべき手術看護技術が描かれている。

手術室看護師は迅速で的確な看護技術をもって安全で安心な手術を提供している。その技術は日々の繰り返しのなかで訓練され積み重ねられた匠の技があると土藏氏は述べている[1]。

手術室看護師は手術開始から終了までの間，患者やチームメンバーの動きを察知し，巧にかかわりながら手術の流れをマネジメントしている。流れをマネジメントするにはいつ，誰に，どのような速さでかかわればよいかを瞬時に判断して行動する。例えば不安いっぱいの患者の思いに寄り添い，慣れない手術室で戸惑わないような声のかけ方を工夫し，急がせることなくスムーズに動けるように誘導するとか，麻酔科医への麻酔の介助や外科医に器械出しをするなど，求められているときと求められているものを，求められる速さ―タイミングを合わせて対応している。手術全般にわたって流れを左右するキーマンが誰かをキャッチして，その時々のその人に合わせたかかわり方を，“阿吽の呼吸”で対応することにより，手術の流れがスムーズにいくようにマネジメントしているのである。さらに目まぐるしく移り変わる場面に対して準備と整理整頓を行いつつ最良の環境を整えている。

Chapter. V　手術看護の実際

表V-1　流れのなかにある看護の技

① 求められていることをキャッチする技（全体を見る）
② 求められているときをキャッチする技（優先順位の判断）
③ 求められている速さで実行する技（速さを合わせる）
④ 直感的に的確に体が動く技（直感的判断と行動力）
⑤ 自己の感情をコントロールする技（自己感情統制力）
⑥ 勇気をもって主張し実践する技（主張・行動）
⑦ 流れを動かしている主体を見極める技（全体を見て優先性を判断）
⑧ 動いている環境を整える技（直感的判断と行動力）

（文献1）p. 45より）

　手術室看護師の動きはまさに匠の技といえる（表V-1参照）。

　器械出し看護師と外回り看護師は相補的なかかわりのなかで協働
し，このマネジメントにそれぞれの立場でかかわっている。

2）術前・術中・術後訪問

　1967年（昭和42年）の看護教育のカリキュラム改正により看護は精
神的ケアを重視したものとなった。しかし，手術室においては医師の
介助に比重が置かれ，看護の役割が明確にされていなかった。このよ
うなときに1978年の第1回世界手術室看護婦会議において，AORNよ
り周術期看護の概念が提唱され，手術室看護が手術前期・手術中期・
手術後期を一貫したプロセスとした考え方として定義づけられた[2]。こ
れを機に発足した日本手術室看護研究会〔1979年（昭和54年）発足，
現日本手術看護学会〕のメンバーらの活発な活動により周術期看護の
考え方が浸透していった。

　医療の進歩は，合併症や機能低下のあるリスクの高い患者の手術を
可能とし，医療や看護はその時の社会情勢や経済に深く影響される。
人口の高齢化は，医療経済の問題を表面化させ，また入院期間の短縮
は手術の前日・当日入院や日帰り手術を進めた。一方，情報公開や患

者の自己決定権の尊重，インフォームド・コンセント（説明と同意）など，医療に対する社会的要請が高まっている。このような変化のなか手術を受ける患者の看護は術前・術中・術後を包括した周術期看護が一般的になり，各施設は術前訪問や術後訪問に取り組んできた。5年ごとの2014年（平成26年）の第5回会員実態調査では術前訪問，術後訪問の実施施設が毎回増加し，80％が実施していた。なかでも電子カルテの導入に伴い，クリニカルパスや標準看護計画のツールの活用は一層促進され，基本的な看護過程を実践し，評価している。

　術中訪問は，第5回会員実態調査で初めて調査したが，14％の実施状況であった。術中訪問を周術期看護の枠組みのなかに入れ，手術中の患者の状況に合わせ必要に応じて実施することが望ましいと考える。

　在院日数の短縮，高齢者のハイリスク手術の増加，手術医療の複雑化など医療環境の変化のなかで，患者・家族，医療従事者（外科医・麻酔科医・手術室看護師・病棟看護師・臨床工学技士・薬剤師など）が手術チームとして連携し，周術期看護は術前・術中・術後の一貫したプロセスとして認識していくことが求められている。

（1）術前訪問

ａ）術前訪問の目的・意義

術前訪問の目的は，

①手術患者の情報取集をする

②情報をもとに看護上の問題を抽出し看護計画を立案する

③面接を通して患者の心理状態や訴えを聞き不安の緩和に努める

④患者の手術治療への協力を得る

⑤看護師は患者の意思や生命の尊厳について学ぶ

⑥病棟看護師や医師と連携を図る

である[3]。小島操子氏は，「術前訪問では，患者の全体像と，とくに

Chapter. V　手術看護の実際

正常域を外れている検査値や，手術室でのケアに影響を及ぼすと思われる情報を見抜いていくことが重要であり，これらが手術室看護の独自性・専門性を確固たるものにするといえるだろう」[4]，また，心身の危機状態のアセスメントで「手術室入室時や全身麻酔導入までの，あるいは局所麻酔による術中の心理的状態のアセスメントは安全で円滑な麻酔導入のため，また局所麻酔による手術を円滑に進めるうえで非常に重要である」[4]と述べている。手術看護の専門性を主張するためにも手術前から積極的に患者にかかわり，心理的・身体的・社会的・その他の情報を把握し，アセスメントし，具体的看護計画を立案，ケア計画の実施ならびに評価をする必要がある[5]。

b）術前訪問の実際（現状）と課題

　1978 年の第 1 回世界手術室看護婦会議への出席により，わが国の手術室看護師は「周手術期看護」の考え方を知り，研究会活動を始めた。

　1980 年（昭和 55 年）に開催された第 1 回手術室看護研究会記念講演会において，術前訪問に関する講演が 2 題行われた。「英国に於ける患者訪問の実例（映画解説）」と「日本に於ける小児患者の術前訪問の実際」である。1981 年（昭和 56 年）に開催された第 2 回手術室看護研究会では，小児病院の術前訪問の研究発表があり，それ以降ずっと日本手術看護学会の演題として発表され続けている。1992 年（平成 4 年），全国国立大学病院手術部が手術室看護業務の実態調査を実施した。調査結果では術前訪問を実施している施設は 72%，実施していない施設は 28% であった。実施しているなかで全事例の実施は，約 8% にとどまり，限定症例や可能な範囲での実施が 75% であった。1998 年（平成 10 年）東北地区 31 施設の調査結果では，80% の施設が実施していた。1998 年にオペナーシング編集部が調査した結果では 90% が実施していた。この 3 つの結果から術前訪問が手術看護のプロセスとして認識

145

されていることがわかる。しかし，術前訪問は人員的にゆとりがない
ことや医療の効率化から手術件数が増加し，時間外の実施を余儀なく
されている現状もわかった。そのため術前訪問は患者と面談し手術に
ついて説明することと，情報収集という看護師が必要としていること
が主目的となっていることが読み取れた。これ以降毎年，年次大会で
は術前訪問に関連する研究発表が出されておりさまざまな工夫がみら
れる。即ち業務改善により術前訪問の時間を作り出す。術前訪問を集
団にしたり，パンフレットやアルバム・ビデオを活用して患者の理解
しやすい方法を工夫したり，効率性を高めたりする。全事例を実施で
きない施設では，事例や患者情報により訪問患者を選択し実施してい
るなどである。また，スタッフ間の術前訪問の役割や意義を再確認し，
手術看護のやりがいを動機づけにするなど，並々ならぬ努力を重ねて
きていることがわかった。しかし，このような努力の一方で手術前日
入院・当日入院という医療環境の変化には追いついていけないのが現
状である。

　①小児の術前訪問：小児看護領域においては，1980年頃から手術を
受ける小児への看護についての研究論文が出されている。小児の術前
看護では小児に手術を予告し理解させることは重要であり，その説明
方法は小児の身体的発育や認知の発達，手術に対する小児の反応と母
親への依存度の把握などにより選ばれるべきである。手術室看護師に
よる小児の術前訪問は，絵本や医療物品の利用，ビデオ鑑賞，人形を
利用した疑似体験など年齢に合わせた“医療的遊び“を取り入れるこ
とで手術に対する小児なりの理解を得て効果を挙げている。小児の手
術は，緊急性の有無にかかわらずその手術を承諾し承諾書にサインする
のは小児本人ではなく両親である。それが成人の手術との違いである[5]。

　医療の現場では，病気や治療に関して保護者に説明を行い，治療の

Chapter. Ⅴ　手術看護の実際

同意を受ける場合が多い。しかし，子どもにも選択する権利や説明を受ける権利はある。子どもの認知発達に合わせた表現と手段を用いて可能な限り理解できる情報を提供すること，即ち「インフォームド・コンセント（説明に対して了解すること）」が推奨され，この概念をもとに推進されているのがプレパレーション（preparation）である。プレパレーションは心理的準備と訳されており，及川郁子氏らは「病気や入院によってひき起こされるさまざまな心理的混乱に対し，準備や配慮をすることにより，その悪影響を和らげ，子どもや親の対処能力を引き出すような環境を整えること」といっている[6]。1999 年（平成11 年）発刊の「術前・術後訪問を考える」[5]のなかにも小児に対する術前訪問として，プレパレーションの実際が掲載されている。

　現在では，プレパレーションは小児の手術においては当たり前のこととして話されるが，少子化により小児の手術は特定の小児専門病院を中心に行われることが多く，他の一般病院では小手術のみとなり，小児患者の手術にかかわる機会が少なくなっている。

　②高齢者の術前訪問：日本手術看護学会が設立された 1980 年代は70～80 歳の手術は高齢者の手術として注意喚起していた。しかし，急速な高齢化が進み，麻酔・外科手術の進歩と安全性が担保されるようになり，2000 年代に入ると，90～100 歳の患者の手術が多く行われるようになって来た。高齢の患者は加齢により，一般的に主病名のほかに循環器系・呼吸器系・神経系・筋骨格系・皮膚系・感覚系などの合併症を伴っていることが多い。これらは個人によりかなりの違いがあり，検査結果から予測される以上に身体的機能が低下していることが多い。さらに認知力の低下による現状認識のずれもある。これらへ対応するために術中予測される合併症を防ぐための客観的評価やコミュニケーションが重要となっている。また，家族も含めた対応が必要と

147

なる。

(2)術後訪問

a）術後訪問の目的・意義

麻生純子氏は術後訪問の目的として①〜④[7]を入れている。

①術前・術中・術後を通して行った看護の評価をする

②術後に引き継いだ看護問題が継続されているかを確認する

③患者の評価を知り次の患者看護に生かす

④看護師の看護観を高める

さらに，

⑤患者・家族にとって治療の過程で大きなステップとなる

である。

術後訪問は，術前のアセスメントによって立案された個別的・専門的な計画立案，実施があって，初めて看護評価として成立するものである。手術室看護師が継続的評価を必要とする事項は，手術看護として専門性の高いケアに関連したこと，例えば術中に起こった皮膚の損傷や体位による痛み，また手術に関連した心理面の援助や指導が妥当であったかを評価することなどである。意図的に行った専門的ケアについて看護の評価を行う場として術後訪問を位置づけることが重要である[5]。患者・家族にとって，術前・術中の経過を知っている手術室看護師と共に振り返ることで手術を乗り切ったことを実感でき，今後の治療過程への大きな自信につながる。また，自分の希望が実現していたり，治療に参加していることを感じ満足度が向上する。これは回復や次の治療への前向きな動機づけとなる。術後訪問が看護師にとってのメリットだと語られてきたが，患者・家族にとっても有意義であることを実践者の看護師が語っている[8]。

Chapter. Ⅴ　手術看護の実際

ｂ）術後訪問の実際（現状）と課題

　1992年，全国国立大学病院手術部協議会が手術室看護業務の実態調査を実施した。その結果術後訪問の実施は約10％で，90％の施設は実施していなかった。1998年，東北地区31施設の調査結果では38％の施設で実施していた。術後訪問の実施が少ないのは，時間的問題だけではなく，術前に立案した看護計画は術直後に評価できるものが多く，術直後以降に評価を必要とする項目が少ないことにも影響している。本来ならば手術を受けたすべての患者が対象であるが，現実的には困難であるため，それぞれの施設で術式，手術体位，手術時間，術前・術中の看護問題の有無などの選択基準を決めて実施している。2014年，第5回会員実態調査の結果は，術後訪問実施は32％，症例により実施は47％で前記の調査と大差なく，現場はさまざまな医療環境の要因・問題と折り合いをつけながら実施していることがわかった。しかし，術前・術中を通して，個々の患者に合わせた看護のプロセスを意識して看護実践を行わないと，術後評価が必要な事柄であるかどうかの見極めができなくなることを肝に銘じておくことが必要である。また，手術看護の役割りや面白さがわかりにくい初期の手術室看護師には，患者個人の術前～術後の一連のプロセスを絶対経験させるべきだと考える。

（3）術中訪問

　2000年頃からは手術室の看護師が術前訪問や術後訪問，実際の手術室での看護を行うなかで，手術を待っている家族の思いを汲み取り，術中の家族の支援の必要性を考え術中訪問に取り組む施設が出てきた。2007年（平成19年）に戸草内敦氏らが「手術予定時間に合わせた術中訪問」[9]を発表し，2015年（平成27年）に三淵未央氏が「手術待機中の家族に対する患者とその家族の思い」[10]を発表している。

149

a）術中訪問の目的・意義

　術中訪問の目的は，手術が終わるのを待つ家族の不安・緊張の緩和を図ることである。手術患者や家族は術前に医師や看護師などから手術や麻酔，術後の経過や合併症などの説明を受けて手術を決定する（インフォームド・コンセント）。患者が手術室へ入室後手術が終了し患者の顔をみるまでの家族の思いは計り知れないものがある。医療者には比較的シンプルな手術であっても，家族にとっては不安は大きい。とくに術前にシビアな説明を受けたり，予測の手術時間を過ぎた場合の家族にとっては時間の経過がものすごく長く感じられ，なにか予想外のことが起きているのではないかと心配になる。手術室看護師が家族に手術の進行状況を説明することは，手術を待っている家族にとって重要な支援となる。このことは三淵氏の論文[10]からもわかる。家族は手術の経過がみえないため手術終了のめどが立たないという不安につながり，終わりのない不安や孤独感と戦っていること。そして，手術中の医療者のひと言が家族の安心に大きく関係しており，手術室看護師への信頼が大きいこともわかった。一方，患者は術後家族から術中訪問での様子を聞くことにより，自分の手術がうまくいったことを確信でき術後の安心感につながる，と述べている。

b）術中訪問の実際（現状）と課題

　術前訪問・術後訪問の必要性は理解できても，人的・時間的に実施できない現状のなかで術中訪問の実施施設は限られている。また，手術室看護師の役割は手術中の業務が中心であり，待機中の家族の支援は病棟看護師に担ってほしいという意見もある。厳しい現状のなかで手術室看護師は対象患者の基準を決め，麻酔科医・外科医と調整し，病棟看護師に連絡して家族に進行状況や患者の状態を伝える。外回り看護師として患者の傍を離れられないためリーダーがその役割を担っ

Chapter. V　手術看護の実際

たり，出血などで手術が延びている場合には医師にその役割を依頼する。その他病棟看護師に連絡をして病棟看護師から説明してもらうなどの工夫をしている。

3）看護記録

　1994 年（平成 6 年）の診療報酬の基準「新看護体系，基準看護並びに特定看護の承認基準としての記録」によって記録の必要性が生じた。そのなかに手術看護記録も含まれている。日本手術看護学会編の手術看護基準「手術看護記録基準」〔2005 年（平成 17 年）〕には，周術期の看護実践として，

　①術前訪問を行った場合は記録する

　②必要時に看護計画を記録する

　③継続看護に必要な情報は記録する

　④手術によって起こった事故は経時的に記録する

　⑤術後訪問を行った場合は記録する

　の 5 項目を挙げている。手術室は，手術の流れに沿った標準化された行動があり，ほとんどの手術は問題なく終了までの経過をたどる。そのなかで，個人の問題をアセスメントして看護計画を立て，計画に基づいた実践と観察・評価が記録されることで，手術看護の質の保証につながる。手術室看護師にとって手術室の現場は，早い手術進行，外回り看護師の業務は多くのことを要求され，しかも時間的制約もあるなかで記録の重要性は理解していても十分にできているとはいえない。このようななかでも多くの施設がよりよい看護記録を模索し，常に看護記録の改善を学会演題として提示しているという現状からも看護師が記録の必要性，重要性を理解していることがわかる。また，医療安全管理の視点からは，患者誤認対策，ガーゼ・器械カウント，イ

ンフォームド・コンセントを含めたカルテ開示などが重要視されており記録に残す必要がある。

　手術看護は手術を受ける患者が体験する一連の流れに沿って展開されていくものであり，単に手術中の看護にとどまらず，術前の情報収集から患者の問題点を明らかにし，術中の看護計画と介入，結果，および評価，さらに病棟看護へと継続する一貫性のある周術期看護として捉えるようになった。当然観察と看護記録も，周術期の継続看護に役立つものでなければならない。加藤香代子氏は，「手術室における観察と記録」のなかで手術室における看護記録は，

　　①経時的測定記録（生理的モニタリング，心理的モニタリング）

　　②術式その他の概略記録

　　③安全確認のためのチェックリスト

　　④術後速やかに継続すべき看護処置

の要素が包括されていることが大切である。また，記録には責任の所在を明確にするためのサインが必要である[11]と記している。

　日本手術看護学会は，1998年，2005年に『手術看護基準』を作成しているが，具体的な内容には触れていない。また，2016年（平成28年）完成を目標に新な『手術看護業務基準』を作成中である。

　2000年頃から全国的に電子カルテが導入され〔2003年（平成15年）DPCの導入〕始めた。各施設ごとに情報システムのあり方が検討され，手術部門システムのなかに麻酔記録や看護記録が組み込まれたり，クリニカルパス（看護師用・患者用），標準看護計画，テンプレートの活用などの工夫がされている。

　時代の推移とともに記録の形は変わるが，上記のような手術記録の要点を念頭におくことが大切である。

Chapter. V　手術看護の実際

（1）手術前期の観察と記録

術前訪問で，患者の個別的問題を明確にし，術前準備に役立てるとともに手術中の看護計画に反映させる。

①身体的側面，②心理的側面

（2）手術中期の観察と記録

手術直前から手術終了までの間，直接介助看護師（2002年以降は器械出し看護師）および外回り看護師は協力して

①無菌状態の維持，②安全の確保，③合併症の予防に努める

とともに術者および麻酔科医に協力して術中の変化に即応しなければならない。つまり安全確保や体位保持のための生理的・心理的モニタリングである。

（3）手術直後の観察と記録

術後看護を展開するために必要な情報がすべて網羅されることが重要である。

①手術終了時の観察と記録（基本的な手術室看護記録）（**図Ⅴ-2**）[12]

②麻酔覚醒時

（4）回復室での観察と記録

麻酔からの回復状態のモニタリングを行う。とくに意識の回復状態に注意し，覚醒時には速やかに手術が無事に終了したことを患者に告げ安心させることが大切である。また術後病室において速やかに看護活動が継続されるためには，術式から予測される問題点，麻酔に起因する問題点，およびそれに対する，医師の指示が記録されることが重要である（**図Ⅴ-3**）。

以上の（1）〜（4）の周術期看護実践に沿って要点を記録する。

153

科　　　　　　　　　　　　　　　　1号用紙

病棟　**手術室看護記録**

年　月　日　氏名　才(男・女)

手術名		麻酔の種類			
手術時間		麻酔時間	時間　分		
手術室入室時間		リカバリー入室時間		退室時間	
体位		麻酔剤			
手術時使用薬剤	利尿剤;		その他		
	副腎皮質ホルモン;				
出血量		輸血量 (　　)型	新鮮血 mℓ 保存血 mℓ 赤血球濃厚液 mℓ その他 mℓ	バランス	
輸液量		排尿量		バランス	
		排泄量			
ラインチェック及び創部	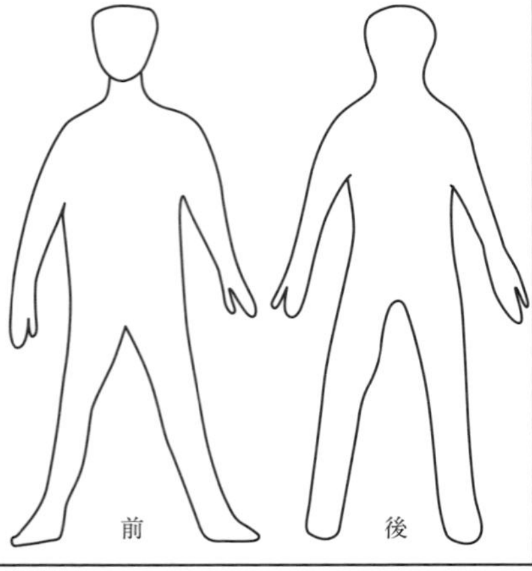 前　後	(手術室, リカバリー)退室時血圧 ～　mmHg 1. 2. 3. 4. 5. 6. 7.			

受持ち看護婦　→

図V-2　手術室看護記録例(文献12より引用)

Chapter. V　手術看護の実際

回　復　室　記　録

昭和＿＿＿＿年＿＿＿＿月＿＿＿＿日　　　　　　男　　　徳 島 大 学 医 学 部 附 属 病 院

患者名＿＿＿＿＿＿＿＿＿＿＿　＿＿型＿＿才 女　　＿＿＿＿＿病棟　＿＿＿＿科

麻酔医＿＿＿＿＿＿術者＿＿＿＿＿主治医＿＿＿＿＿看護婦＿＿＿＿＿

術式＿＿＿＿＿＿＿＿＿＿＿＿＿＿＿＿＿麻酔法＿＿＿＿＿＿＿麻酔時間＿＿＿＿＿

	T R P BP △○● ×		退室時全身状態	
入退室室 ◉	42 70 200		許可医	
	41 64 180		担当 Ns	
	40 56 160		B. P	／
	39 48 140		P.	
	38 40 120		R.	
挿抜管管 ×	37 32 100		T.	
	36 24 80		輸液	cc
	35 16 60		左右 尿量	cc
	34 8 40		術後指示その他	
	33 0 20			

備　考　番　号		
	入室時	退室時
呼　吸（型）		
皮膚（チアノーゼ 貧血）		
備　考		

看　　　護　　　記　　　録

問　題　リ　ス　ト	看　護　計　画	経　過　記　録
#1 病名術式に関して		
#2 麻酔に関して		
#3 そ　の　他		

図Ⅴ-3　回復室記録例（文献 12 より引用）

4) 術前外来

2015年，日本手術看護学会術前外来プロジェクトが発足した。

手術患者の高齢化，医療の複雑化，在院日数の短縮，医師・看護師その他の人員不足など変化のスピードが速いなか，安全な医療を実施するためにはチーム医療の実践は欠かせないものである。手術室看護師は周術期全般の安全性を確保するために手術が決まった段階で術前外来を実施し，情報のアセスメント，教育指導，多職種の活用によるチーム医療を推進している。施設により短期入院検査センター，術前外来，周術期管理センター，患者サポートセンター，術前検査センター，麻酔科術前外来などの名称がこれにあたる（図V-4）。

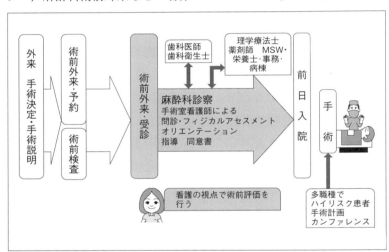

図V-4　術前外来（患者サポートシステム）の流れ

(1) 各施設の取り組み

[A病院] 1993年（平成5年）から外科病棟において週1回，麻酔科教授と手術室師長が患者・家族に麻酔と手術看護について説明を行

い，質問を受けていた。これは，手術前に麻酔や手術室の環境や安全のために医療者がどのようなことをしているのか知ってもらい，安心して手術に臨んでほしいという願いと，人任せではなく患者自身もチームの一員であるというメッセージであった。①患者の手術受け入れへの支援，②術前患者の不安の軽減，③術前問題の早期発見と対策，④インフォームド・コンセントの実施である。2011年(平成23年)から，周術期センターとして，薬剤師，臨床工学部，事務部門などが参加している。

[B病院] 2007年(平成19年)に術前検査センターとして開設した。目的は，術前検査，入院，手術の説明とそれらに関するマネジメントを専任の看護師が特定の場所で行う。それにより患者，家族が入院・手術についてより理解し，周術期の安全性の確保，安心な療養生活の確保，日常生活への早期回復を支援する[13]。

[C病院] 2006年(平成18年)に病院のリニューアルを機に「効率的な手術室運営」をテーマに中央手術室のシステムを再構築した。手術室近傍に短期入院手術センターを設置し，センターでは手術室看護師による病棟訪問の外来化や手術患者を中心とした外科系診療科，麻酔科，手術室看護師の業務連携のマネジメント，術前検査上のリスクアセスメント，術後のリカバリー室看護を担当するコーディネートナース制を採用し，手術・麻酔に関連した業務環境の大幅な整備に寄与した[14]。

[D病院] 2008年(平成20年)に周術期管理センターを立ち上げた。目的は，診療報酬改定に伴う在院日数の短縮化をめざし，患者が安心して手術を受けるための精神的・身体的準備のためであった。また，年々増え続ける手術件数や，高齢者の増加，複数の疾患をもつ患者の増加に対し周術期医療の質の向上と効率化のためである。チームは多

職種により構成され手術が決定した時点から介入し，早期回復ができるように援助を行っている。手術に対する意思決定支援，問診と診察による身体評価，手術に伴う各種オリエンテーション，必要時術後せん妄リスクの評価や禁煙・節酒指導を実施している。

[E病院]2012年(平成24年)に周術期管理チームを立ち上げた。主目的は手術を受ける患者に周術期中に安全・安心な環境を効率的に提供することである。トレーニングを受けた周術期管理チームナースは手術を受ける患者のフィジカルアセスメントを行い，周術期のリスク評価と患者指導を行う。また，外科医，麻酔科医，臨床工学技士などの他職種と患者情報を共有し手術準備を行う。

(2)年次大会の取り組み

①2005年，第19回日本手術看護学会年次大会ではシンポジウム「患者中心の手術チーム医療に求められるもの」を企画した。麻酔科術前外来において，手術・麻酔を受ける患者・家族を対象とした看護師によるインフォームド・コンセントの実施発表があった。

②2007年，第21回日本手術看護学会年次大会では，シンポジウム「拡げよう手術室看護の活躍の場」を企画した。このなかで2名のシンポジストが術前外来での活動について述べた。1名は，術前説明を行う看護師には問題を的確に捉え問題点の内容により担当医師，病棟看護師，手術室看護師と連携を図り，患者の術前問題の早期解決とより良い看護計画の立案をするためのマネジメント能力が求められる。また術前外来での術前説明は手術看護の専門性を発揮できる新たな場となっており，手術室看護師のやりがいにつながっている。もう1名は，術前の説明の時点から実際の手術の内容を熟知したスタッフが行うことで，患者へより具体的な説明が可能となり，術中だけでなく手術直前の患者準備から手術直後の患者ケアまで手術室看護師として手術室

Chapter. V　手術看護の実際

で行えることが，看護スタッフへの動機づけとなっていると述べている。

　③2011 年，第 25 回日本手術看護学会年次大会では，シンポジウム「術前外来について」を企画した。麻酔科医は，手術看護認定看護師の麻酔術前診察への参加は患者や家族の手術前の不安を軽減させ，診察待ち時間を短くする利点があると述べている。次いで手術室看護師は麻酔法や手術室についての情報提供を行い，インフォームド・コンセントの実施，十分な術前のリスクアセスメントを行うことにより早期に問題を把握し対応できる。術前の不安に患者とともに向き合い，手術治療への意思決定の支援ができると述べている。もう 1 名の看護師は，周術期チーム医療として主治医，麻酔科医，薬剤師，検査部門，事務部門，MSW，臨床工学科などとの連携を図っていること，そしてこの連携をマネジメントしているのは看護師であると述べている。さらに今後の課題として他職種・他部署との情報共有化や連携を深め，手術が決定する外来の段階から退院後の生活をも視野に入れて調整していくとしている。

　④2003 年，第 17 回日本手術看護学会年次大会では，Patricia C., Seifert, AORN 会長に「手術看護：プロフェショナルな実践モデル」の招待講演を依頼した。この講演の内容は，チームの一員としての責任と倫理的・法的義務についてであった。そしてチーム医療が手術部以外の部署や，在宅看護・退院支援メンバーとのコミュニケーションにより，看護(医療)の継続性を高めることができると述べている。改めて日本の現状と比較すると約 10 年近くの差があることがわかる。

　⑤2013 年(平成 25 年)，第 27 回日本手術看護学会年次大会では，シンポジウム「周術期患者管理の質の向上—術前から始まる手術患者の安全確保—」を企画した。術前・術中・術後を通し，術中の侵襲を最小

159

限にする取り組みやこれからの手術看護師の役割や夢そのために学ぶべきことについて議論した。

外来開設から7年になる施設では，術前検査センターの効果として周術期のリスク管理の質の向上，入院日数の短縮，患者教育・説明による不安の軽減，手術スケジュールの円滑化がある，情報の一元化は多職種チームの機能を発揮することにつながる，医療環境の変化のなか患者の医療に対する意識も高まり，看護師の幅広い知識とマネジメント力はさらに求められる，と述べている。外来開設から3年目になる施設では以下のように述べている。手術患者にとって安全安楽であるよう援助するためには手術侵襲，麻酔の影響，麻酔方法とその特徴，バイタルサインやモニタリングの見方，起こりうる合併症と予防方法に加え安全管理，感染対策などさまざまな専門知識が必要となる。それに加えて患者の心の状態，取り巻く環境などの情報も収集し，その情報を分析・統合したうえで，どのような看護問題があるかを手術室看護師は判断する必要がある，と述べている。

外来開設から6年目になる施設では，患者からのアンケートとして「治療を開始する前の早い段階から医療者との間でよい信頼関係ができた」，「手術に伴う説明を入院前から聞くことで，心や体の準備ができ安心できた」という回答があり，手術室看護師が専門的な看護の視点をもち必要な情報を的確に得ることで，個別性のある質の高い手術看護が提供できると述べている。

⑥2015年，第19回日本看護管理学会では，インフォメーションエクスチェンジのテーマ「患者サポートシステムの在り方―手術室看護師が行う術前外来からの発信―」で，術前外来の実際や効果について会場の参加者と意見や情報を共有した。

看護管理者である看護部長，副部長，師長たちは従来の看護システ

Chapter. V　手術看護の実際

ムと変化の早い医療システムの現状を，大きな問題として捉えている。その例として，在院日数の短縮により入院（手術患者を含む）患者の外来～入院（治療），地域という一連の看護プロセスが各部署の縦割りにより，患者・家族が期待するものになっていないこと，また各部署の看護師たちも看護しているという実感を持てないでいる。そこで日本手術看護学会が進めようとしている術前外来の実際（図V-4）を知ってもらい，各施設の中で術前外来を進めるための力添えを期待していること，次に手術を受ける患者だけではなく，患者の安全と効率性を視野に入れた一連の看護プロセスを支援するための患者サポートシステムの構築に役立ててほしいという願いを込めて意見を提出した。これらの成果は今後に期待するところである。手術看護を実践している管理者からは，具体的な導入・患者の選択方法などの質問があり，有意義な時間となった。

　⑦2015年，第29回日本手術看護学会年次大会では，シンポジウム「周術期患者管理の質の向上─術前から始まる手術患者の安全確保─」を企画した。手術が決定したそのときから手術室看護師がチームの中心（コーディネーター）となり，術前（外来）・術中・術後・在宅の生活者としての患者を意識し多職種の力を活用して情報収集，アセスメント，情報提供や相談，患者指導，精神的支援などを行っている。結果として，患者の安全で安心な手術を担保するという手術看護の質の向上と役割拡大を実感することができた。今回の発表は，術前外来を継続している施設が多かったが，これから始めようとしている，また始めたが課題が多いなどの質問が多く出された。その施設にあった方法，人，場所で一歩踏み出すことが重要であり，そのことが周りの人や組織の理解を得ていく秘訣であることを会場の参加者とともに学ぶことができた。

161

(3)診療報酬獲得への取り組み

2014年（平成26年）と2016年の診療報酬改正にあたり，日本手術看護学会は術前外来の指導料の申請を行った。高齢化に伴い医療費の高騰を止めなければならない国としては，新しい算定料を生み出すのは厳しいといっているが，患者の安全とチーム医療の重要な部分を担っていることをアピールすることにもつながっているので申請した。しかし，2016年の診療報酬の獲得には至っていない。

2. 手術に関連する安全・安心・安楽の保証

手術看護は，手術医療（術式・対象・機器・器材）・麻酔・医療システム・医学とともに発展し，とくに患者の安全・安心・安楽を看護の重要な役割の核としてきた。手術室看護師は外科医・麻酔科医・医療機器，器材の企業や専門領域の学会（日本環境感染学会・日本手術医学会・日本麻酔科学会・米国疾病予防管理センター（以下CDC）・AORN・日本アレルギー学会・日本医療安全学会など）から情報を学び，患者の安全・安心・安楽，医療従事者の安全を目的に多方面にわたるマニュアル（基準や手順）を作成し，率先して実践してきた。とくに，手術チームの一員として他職種とともに活動してきたことは意義あることと考える。

日本手術看護学会は1998年『手術看護基準』を発行し，2005年に改訂2版を発刊。2015年から『手術看護業務基準』として作成中である。

1）安全管理

手術室で医療事故が発生すると，患者の生命そのものを危機的状態や重篤な状態にまで陥らせることになりかねない。ここでは手術安全

Chapter. V　手術看護の実際

管理場面の 6 項目に特定して述べることにする。①転倒転落予防，②安全・安楽な体位確保，③患者・手術部位誤認防止，④体内遺残防止（ガーゼ・機械），⑤火傷（電気メス・薬液）・低温熱傷，⑥DVT 予防である。この項目は，手術安全管理の基準・手順のなかでも重要な項目である。

　日本手術看護学会の基準・手順は，AORN の推奨業務基準を基に作成している。AORN は，周術期看護業務にはさまざまな現場があることを認識し 1975 年に最初の推奨業務を公表した。2001 年「Standards, Recommended Practces and Guideline」として，さまざまな業務に対応できるガイドラインを発表し，その後 5 年ごとに改訂している。その後 2008 年からは，「Perioperative Standards and Recommended Practices」と改題し，現在 2010 年改訂版を発刊し，それをベースとするガイドラインとなっている。日本手術看護学会においても周術期看護の基準手順の教科書として広く活用している。

(1) 転倒・転落予防

　転倒・転落は，一般的に患者の移動場面に多くみられる。2000 年頃までは，病棟で術前処置や前投薬を行うことが一般的で病棟から患者をストレッチャーで移送し，その後手術室のストレッチャーに乗せ換えさらに手術台に乗せ換えるという移動方法が取られていた。このように患者移動や移送の各場面において転倒・転落のリスクが数回にわたり存在していた。しかしここ 10 年の間に，麻酔薬や麻酔方法が急速に進化し，手術前投薬や前処置が少なくなってきた。その結果，患者は歩行入室が可能となり，入室時の移送場面での転倒や転落のリスクは減少してきたといえる。手術終了後退室時の移動についても病棟のベッドが直接手術室の中まで入れるようになり，移し換えの場面が少なくなってきた。手術台から病棟ベッドへの移動も安全にスライド

163

できる医療器具の開発により患者の移送時転倒・転落の危険はかなり回避されてきている。

(2)安全・安楽な体位確保

手術室では，全身麻酔下で行う手術に必要となる体位固定が転倒・転落につながることがある。

術中の体位固定時の転倒・転落は，固定器具の不備や抑制帯のはずれや施行忘れなどにより発生することが多い。とくに全身麻酔中の患者の体位固定は専門的知識と技術によって安全に確保されなければならない。体位固定に用いる固定器具は，1900年代はきわめてシンプルなものであった。施設によっては手作りの固定器具も使用していた。例えば，脊椎手術時の腹臥位固定には施設で自作した独自のボルスターを使用することもあった。ボルスターが手術台から外れないように，しっかりと手術台に固定後さらにテープなどで固定していた。その後1970年頃から2000年に固定器具も多機能的かつ安全性が強化されてきた。截石位を確保するための支脚台は，膝窩部を支脚するシャーレに載せるタイプのものであったが，現在では下肢全体が載せられると同時に開脚も自由となり高さもフレキシブルに支持できるものを使用するようになった。一点固定だけではなく下肢全体を支えることで下肢の転落が防げるようになった。

脳外科手術時のパークベンチ体位，内視鏡下手術時の超頭低位，脊椎手術の腹臥位四点支持固定などは，高度なスキルが必要であると同時に体位変換時に起こりやすい上下肢の脱落などにも十分な注意が必要である。このように体位固定は非常に危険を伴い転落発生後の侵襲も大きい。手術室看護師は上記のような特殊な体位や10時間以上にも及ぶ手術，小児や高齢者，肥満や痩せ型などのリスクの高い患者に対しては，術前の情報をもとにアセスメントし良肢位の確保や除圧用

Chapter. V　手術看護の実際

具の工夫をして皮膚損傷や神経損傷の予防に努めてきた。また外科医や麻酔科医と協働し，患者の協力も得ながら術中の安全・安楽な体位を確保することは，手術室看護師の大変重要な看護の責任であると自覚し，実践している。日本手術看護学会年次大会では2008年（第22回）から2012年（第26回）の5回にわたり，認定看護師による教育セミナー「安全な体位確保」について理論と実践を踏まえた実技演習を行った。参加者も毎回非常に多く学びの多いセミナーであるとの評価が得られた。また地区学会においても安全な体位の確保についてまる一日をかけて教育セミナーを企画している地区もある。

　1988年の第2回日本手術室看護研究会から現在に至るまで，多くの施設から安全・安楽な手術体位の研究が発表されている。それらは，パークベンチなどの特殊で数少ない体位や新たな手術，患者の特殊性などに合わせ創意工夫がされてきた。今後も手術を受ける患者の安全・安楽な体位確保のため，継続した取り組みが必要である。

（3）患者・手術部位誤認防止

　手術における患者および手術部位の誤認は，手術の大小にかかわらずあってはならないことである。しかし，1999年に起きた横浜市立大学附属病院における手術患者取り違えの重大事故によって，今まで行っていた患者確認や手術部位の確認方法についての問題が浮き彫りになった。その後も手術患者・手術部位誤認に関する事故は，

①2005年，愛知県がんセンター中央病院で50歳代の男性患者を肺がん患者と取り違え肺の一部を誤って摘出

②2007年，東北大学病院で前立腺肥大症の患者を前立腺がん患者と取り違え誤って前立腺を全摘

③2009年，大阪市立総合医療センターで感染症を患う女性と別の肺がん患者の検体を取り違え，本来手術の必要のない女性の肺の

一部を切除

④2013 年，肺がんの疑いで患者から採取した検査組織を取り違え，本来手術の必要のない女性の肺の一部を切除

⑤同年 12 月には，小児がんの一種神経芽腫の男児に移植予定だった幹細胞を誤って別の児に移植

⑥2014 年，高砂市民病院で乳がんの病理検査を受けた女性 2 人の検体を取り違えて，良性だった女性が別の病院で乳腺の一部と周囲を切除

⑦2015 年，千葉県がんセンターで早期がんの 30 歳代女性と進行がんの 50 歳代女性の検体を取り違え 30 歳代女性の乳房を全摘する

というように，1999 年の横浜市立大学附属病院の患者取り違え事故以降も，患者や検体の取り違えによる医療事故は後を絶たない。

　日本手術看護学会は，1999 年の横浜市立大学附属病院の事故後早急に患者確認方法の現状把握と対策に取り組んだ。厚生労働省も課題解決に取り組みその指導のなかで患者入室時の確認方法のルール化と手術部位のマーキングの徹底を推奨している。また厚生労働省は右・左の記載を漢字やローマ字ではなく，カタカナで「ミギ」「ヒダリ」にすることを推奨した。それまでの日本手術看護学会の基準手順では患者確認・部位（左右）の確認の必要性のみが掲げられていたが，その後患者の手術同意書のなかにも右・左の記載を行う，またマーキングの部位と方法，さらには入室から執刀前までの場面と確認方法の基準が追加された。また新たな基準では事前確認の徹底を重要視し，ダブルチェックを行うことを推奨している。さらに患者取り違え事故を機に，患者にリストバンドを装着するようになり併せて患者の電子カルテ番号をバーコード化するシステムが導入されて患者認証が可能となり，患者誤認の対策が強化された。

Chapter. Ⅴ　手術看護の実際

　近年，手術患者の事故防止で重要なことは患者も手術チームメンバーの一員とする考えである。患者の役割として患者自身が手術の安全確認をすることが重要であるために患者に対しての教育，例えば術前外来で体位の説明などが行われている。このように患者自身の意識レベルに障害がない場合には患者とともに手術全般，部位や体位の確認を行う。患者誤認や部位誤認は今後も起きてはならないことであるが，最終的には執刀直前までに発見することが重要である。病室から搬送された患者が本当に手術を受ける患者であるかどうかを意識的に確認すること，そして手術部位の取り違えを回避するためにはチームメンバー全員が意識的に確認すること，つまり，安全管理の取り組みはチーム全員で組織的に行うことが必要である。

　患者安全チェックリストの導入も 2008 年頃より確立されてきた。現在では病院機能評価や医療監視時に手術室の患者の安全管理システムや方法について必ず評価され，指導を受け改善を求められることが多い。各病院ではシステムやマニュアルの見直しに取り組んでいるが，同時に組織風土の変革が必要である。2015 年，千葉県立がんセンターで発生した乳がん患者の取り間違えについて，名古屋大学医学部附属病院医療の質・安全管理部副部長　安田あゆこ氏は，「検査結果の取り違えなどは決して起こしてはいけない事象であるが，スタッフの能力不足としてただ片付けるのではなく，一人がミスをしてもそれを見逃さないシステムを作らなければいけない。また報告を大切にする風土をつくるには時間がかかるが，できていないとしたら早急に対策をすべきだ」と述べている。

（4）体内異物遺残防止

[医療事故情報の収集]

　2008 年 1 月 1 日から 12 月 31 日までに日本看護協会より報道され

た看護職が関与した医療事故の分類結果は処置の項目が全14件であった。手術や処置後の体内異物遺残が13件で，ガーゼ9件，残り4件がタオルやチューブである。20年以上も異物として体内に残されていたものが4件あった。このように2000年前後から体内異物遺残の事故がニュースとして公開されるようになってきた。なかには手術室の安全に対する組織改革がなく旧態のままで公表されないため，数として把握できないものもあった。WHOの『安全な手術ガイドライン2009』では，体内異物遺残が1,000例に1例はあると高く見積もっている報告もある。

　日本手術看護学会は，「手術看護手順」のなかで体内異物遺残を防止するには手術時体内に異物を残さないことであり，遺残の原因および可能性の高い手術に関する知識をもっておくことが重要であるとしている。その要点は，

　①すべての手術で遺残の可能性がある

　②体内異物遺残を起こすことは，感染・機能障害と再手術のために患者への負担が増すこと，医療施設の経済的負担が伴うことを認識する

　③摘出物とともに室外に持ち出される可能性があることを認識するべきだ

　としている。

　体内異物遺残は環境・物・人など発生因子が相まって起こることが多いといえる。例えば，ガーゼカウントの方法はそれぞれの施設により多少異なるが，最近では医療メーカーよりガーゼカウントをより簡便で正確に行うことができる商品が開発され遺残の防止ができるようになってきた。また体内異物遺残防止管理システムとして閉創前にX線検査撮影を行うこと，閉創タイムアウトの実施の取り組みが行われ

Chapter. V　手術看護の実際

るようになってきている。しかし日々の手術現場では体内異物遺残には至らないまでもカウントが一致しないことがままある。衛生材料品のなかにはX線検査で映し出されない材料もある。手術手袋が破れその一部が体内に残存していた事例もある。最終的には正確なカウントの徹底と記録，そしてスタッフ間のコミュニケーションが重要となる。また2015年より，器械出し看護師の手術操作時の場面を予測した衛生材料の体内異物遺残に関連した危機管理の重要性について，学会のホームページ「医療安全ニュース」に提示し始めた。

　WHOは，『安全な手術ガイドライン2009』のなかで「目標7」として，手術チームは，手術創内の手術器具とスポンジの不注意な残留を防ぐための有用な確認手段として，WHO手術安全チェックリストを使うことを推奨している。さらにWHO手術安全チェックリストでは手術（医療）はチームで行われること，そしてチームの中心に患者がいることを忘れずに安全な手術を提供するという理念を掲げている。日本手術看護学会もWHOの推奨業務を会員に推進している。

(5)火傷(電気メス・薬液)・低体温熱傷

　主な手術創の止血方法には結紮法，電気的切開・凝固焼灼（以下電気メス）法，圧迫止血法・止血凝固剤法などがある。確実に止血する方法のひとつに電気メスによる焼灼止血の方法がある。

　電気メスは，

　①生体組織の出血を抑えつつ切開できる

　②出血や生体の組織を凝固することができる

　③切開と凝固がスイッチひとつで切り替えられる

　④生体組織の壊死層が比較的薄く，治癒性が高い

などの理由から広く使用されるようになってきた

　1980年以前にも電気通電式による止血方法が使用されていたが，

169

この当時の電気メスは切開・凝固機能を別々に操作するシンプルな型であり，現在のように術者自身が手元で操作するものではなかった。電気メス本体側で術者以外の外回り看護師が切開や凝固のスイッチ切り替えをするものであった。その後，フットスイッチ操作や手元操作型に発展してきた。さらには高性能なレーザー式や超音波式の機種も開発され微細な止血ができるようになった。しかしその一方で使用時のヒヤリ・ハット事象の発生が報告されている。例えば 2011 年に医療事故情報収集等事業が行った電気メスに関連した事故報告の分析によると，電気メスのハンドピースの誤作動やフットスイッチの誤作動により手術以外の部位に接触させたもの，また誤作動により覆布（ドレープ）が焼け火傷をさせた事例などが 11 件あった。その他消毒液のタレこみにより臀部から仙骨部周辺に電気メスの通電しやすい環境をつくり，重度の火傷に至った事例の報告もある。さらに小児のように脆弱な皮膚にヨード系の消毒液を使用すると，ヨードの色素沈着に合わせて化学熱傷をまれに起こすこともある。低体温熱傷は術中の加温によりひき起こすことがある。長時間の同一体位や循環動態の変調により術中に使用した保温器具で低体温熱傷をひき起こすこともある。

　これら術中管理に起因する火傷や熱傷は，手術室看護師が安全管理の知識に基づき介入することで予防できる。学会発表，地区学会で企画する安全に関するセミナーなどで安全管理方法を学ぶ機会は多い。新人看護師から 2 年目の看護師に対し電気メスなどの機械の取り扱い方法や操作時の注意事項などは施設ごとに取り組んでいる。日本手術看護学会においても設立後 5 年目頃より開始し，現在も必要なセミナーとして継続的に取り組んでいる。

(6) DVT 予防
　比較的まれとされていた血栓症は，生活習慣の欧米化に伴い近年急

Chapter. V 手術看護の実際

速に増加してきた。臨床的な問題は深部静脈血栓症（deep vein thrombosis：DVT）とそれに起因する肺血栓塞栓症（pulmonary thromboembolism：PTE）である。周術期の PTE は，いわゆるエコノミークラス症候群の 100 倍以上の頻度で発生していた。2004 年 2 月に「肺血栓塞栓症 / 深部静脈血栓症予防ガイドライン」が同ガイドライン作成委員会により作成された。日本手術看護学会でも術後の患者が突然の呼吸困難，あるいは重症化した心肺停止状態で発見されるケースの報告を受けるようになった。とくに手術はそれ自体生体に血栓を形成する危険因子であるばかりでなく，悪性腫瘍などの原疾患や手術時間，麻酔法，体位や肢位，術前の臥床期間などの手術侵襲が引き金となって形成された血栓が術後に PTE をひき起こすこともある。DVT は周術期のなかで70％以上が術後に集中していることもわかっている。現在では緊急症例も含め全身麻酔患者には原則として弾性ストッキングと間歇的空気圧迫装置を装着しているが，間歇的空気圧迫装置はすべての患者に無条件に装着すればいいわけではなく，すでに DVT が潜在する場合は逆にこれが契機となり血栓をひき起こす危険性がある。

　日本手術看護学会はガイドラインの改定時に DVT を追加した。また患者の DVT を予防するには術前の患者情報からアセスメントすることが有効である。間歇的空気圧迫装置を装着するか否かについて判断するには術前の血液データ，術前訪問や術前外来などで直接患者の問診により下肢静脈血栓の兆候を把握することである。2004 年以降，周術期安全管理セミナーのなかで深部静脈血栓予防と弾性ストッキングの装着について指導・教育がなされるようになった。

2）感染予防対策
　1800 年代に麻酔法が研究され手術医療が始まって以来現在に至る

まで，手術後感染を予防することがわれわれ手術医療にかかわるものにとって重大な使命と考えてきた。日本では1980年代，MRSA感染が急増したことにより手術医療における感染予防対策は常に重要な課題となった。

感染予防対策は感染制御学・薬剤・医療技術・医療機器の進歩発展に合わせて変化し，それぞれの施設においては慣習と新しいエビデンス〔CDCのガイドライン・AORNのガイドラインなど〕の狭間で葛藤してきた経緯がある。

(1)無菌操作

無菌法の目的は，処置(手術)の対象となる患部を衛生的に保ち感染を予防すること，術野に微生物を持ち込まないことである。無菌操作を徹底するためには術野の消毒，手指消毒，器械類の滅菌・消毒，手術器械(展開)台の清潔維持・管理などが挙げられる。これには医師・看護師をはじめ器械の洗浄・滅菌を担当する職種を含むスタッフ全体の意識と教育が重要となる。

無菌法の最も大切なことの一つに手指消毒(手洗い)がある。以下その変遷を述べる。

手指消毒は長い間ブラシと石鹸によるスクラビングが行われていた(1955年の東京大学医学部附属病院の資料，1998年『手術看護基準』による)。初めはスクラビングの後，薬液の入ったベイスンに手指を浸漬していた。1980年代になり消毒薬を浸漬したガーゼによる清拭消毒となり，1988年にCHC速乾性擦式手指消毒剤として0.2%CHC・Eth(医療用)が発売となり，その後電動ディスペンサーが使われるようになってきた。同時期に日本で初めて使い捨てブラシが採用された。感染制御学の医師たちを中心にその後も手洗いの研究がすすめられた。

Chapter. V　手術看護の実際

　1990 年代後半からラビング法が多くの施設で行われるようになった。ブラシを使わないもみ洗い方式である。しかし長年ブラシによる手洗いを実施してきた外科医にはまったく受け入れられなかった。当初は看護師が外科医に研究データを示しても，「それは他の施設のものなので，当院のデータを示すように」といわれたという話が多くの施設で聞かれた。現在では，多くの施設がラビング法と速乾性擦式手指消毒剤による手洗いを行っている。

　1981 年の第 2 回手術室看護研究会において，手袋のピンホールの調査研究が発表され術中の手袋交換の必要性が報告された。それによると手袋の病原体に対するバリア効果は手術時間が長くなるに従い効果が低下し，1 時間以内では 13％，3〜5 時間で 27％，5 時間以上では 58％もバリア効果が低下するという結果が示され，二重手袋の着用が推奨された。2014 年の第 5 回会員実態調査では約 80％の施設が手袋を交換しているが，交換する基準は施設により異なっていた。

　器械の洗浄・滅菌については，「Chapter. Ⅲ　日本における手術看護の進歩　7．手術部の管理および運営　5）物品管理と運営」の項に滅菌・洗浄の歴史が詳しく記載されているので参考にされたい。器械の滅菌物の管理については大きく変化してきている。初めは布やカストに入れて滅菌した。これは保存期間が 1 週間と短い。その後 1980 年代には不織布が導入され，不織布でパッキングする製品の出現や，最近は，長期保存が可能なコンテナによる滅菌が多くなってきた。これらは，施設の考え方や経済的理由により，組み合わせて使用されている。また，滅菌期間(保管期間)は，SPD システムにより管理されている。さらに 2000 年代に入り，術式別の手術材料のカスタムキットが開発され，経済性を考えた統一したキット開発が進んで現在に至っている。

173

術野の清潔を担保する考え方はこの40～50年間あまり大きな変化はなく手術器械台の清潔維持として重要である。器械出し看護師は手術時手洗いを行い，ガウン，滅菌手袋を着用後，無菌の原則に従い（清潔範囲は器械台の上部のみとし，器械はその範囲内で管理する）実施する。消化管を開放するような手術は不潔操作とみなし，その操作で使用した器械は分けて取り扱い，操作終了後に手袋を交換する。不潔操作を行う場合は滅菌覆布を追加するなど清潔な状況を保つよう留意する。

　術中に器械や術野が不潔になった可能性がある場合は，器械の交換や場合によっては手術を止めても滅菌覆布を追加するなどの行為を実施する。この考え方と行為は倫理的判断に則ったものであり，手術室に勤務した初期に，しっかり教育・指導がなされるべきであるが，最終的には，個人の倫理的判断にゆだねられるところが大きい。

(2)スタンダードプリコーション(standard precaution；標準予防策)

　スタンダードプリコーションは1996年，CDCにより発表された感染一般に対する標準予防策であり，すべての血液，体液は感染性を有するという考え方である。これは標準的予防策(ユニバーサルプレコーション1985年)と生体物質隔離(ボディサブスタンスアイソレーション1987年)をまとめた感染予防策で，①血液，②目にみえる血液を含む含まないにかかわらずすべての体液，汗を除く分泌物，排泄物，③傷のある皮膚，④粘膜に適用される。この考え方からは，手洗いと手袋の重要性，マスク，ゴーグル，シールド，ガウン，フットカバーの使用などの適切な遮断防御対策を取らなければならない。手術室内では鋭利な器具を多用し直接血液に接触するため，スタンダードプリコーションのみでは刺傷や血液曝露を完全に防止することは困難である。さらに一歩進めたのがアドバンストプリコーションの考え方であ

Chapter. V　手術看護の実際

る，現在利用可能な保護具，安全器材，安全確保プロトコールのなか
から有効かつ対費用効果のある対策を選定し応用することを推奨して
いる。

　この考え方は手術室における職業感染予防対策に大きな影響をもた
らした。

　1996年の第10回日本手術看護学会年次大会において，ラウンド
テーブルディスカッション「ユニバーサルプリコーション」を企画し
た。4施設の看護師がCDC・AORNの情報を基にユニバーサルプリ
コーションの考え方や自施設の取り組み，今後の課題を述べている。
この時期，職業感染予防の知識を伝えることによる啓発的役割を担っ
ていた。

(3)除毛

　剃毛・除毛は手術部位の感染予防を目的に長年実施されてきたが研
究が進み剃毛の基準も変化してきた。以下剃毛の変化を述べる。1998
年日本手術看護学会編の『手術看護基準』には，剃毛する場合は手術
直前が望ましい（根拠として手術2〜3時間以前に剃毛が実施される
と，たとえ顕微鏡的擦過傷でも創傷感染の培養基地となる）。2005年
発刊の『改訂2版手術看護基準』では，体毛が手術操作に支障をきた
す可能性がある場合以外は原則として除毛は行うべきではない（CDC
手術部位感染防止ガイドライン，2002年）。2008年日本手術医学会発
刊の『手術医療の実践ガイドライン』では，手術部位や周辺の体毛に
ついて手術の支障にならない限り除毛は行わないのが原則である。除
毛は必要な場合のみ電気クリッパーを使用して手術の直前に行うのが
よい。剃刀により剃毛を行うと必ず小さな創傷ができそこに細菌感染
を起こしてSSI（Surgical Site Infection）の発生率が上昇するためであ
る。このEBMは，1971年にWHOから出された剃毛はSSIを発生さ

175

せる率が高いという論文である。除毛に関しても同様の危険性があるので創傷のつきにくい電気クリッパーを使用して手術直前に行うことが推奨される。2013年日本手術医学会発刊の『手術医療の実践ガイドライン〔改訂版〕』では，新たに除毛クリームに対し過敏性がないことが明らかであれば除毛クリームを使用することも可能であると追加された。上記のような経緯にもかかわらず外科医は手術のやりづらさを盾に長年実施してきた剃毛を中止することに抵抗があり，術前準備から剃毛を外すまでにはかなりの年月を要した。若い外科医は上記のような情報をもっていても教授などの上司が長年の習慣を変更しないことがあり，施設の手術部委員会などの組織力を駆使し，感染委員会と看護部からの提案でやっと剃毛をしない術前準備へと変更していった経緯もある。

(4) 手術入室基準など

1987年に発刊された『手術室看護の基本』には，「手術棟（室）の無菌保持は院内感染防止のうえで最も重視しなければならない。手術棟（室）の出入り口には消毒マットや防塵吸着マットなどを敷き，履物を変える」とある[15]。1998年日本手術看護学会編の『手術看護基準』には「手術室の環境汚染防止ならびに細菌の侵入や拡散を最小限に抑えるために，手術室内では専用の履物を履く。毎日洗浄することで清潔を保持し，汚染範囲を広げない。」としている[16]。この時期は手術終了後毎日スリッパの洗浄のために人的，経済的にもエネルギーを使っていたことがわかる。2005年発刊の『改訂2版手術看護基準』には感染予防の視点ではなく職員の疲労や汚染を予防する観点から，履物は機能性・快適性を考慮して選ぶとある。2008年日本手術医学会発刊の『手術医療の実践ガイドライン』には，手術室へのスタッフの入室に関して履物交換は必要ない。従来の履物交換，足拭きマット，手術室入り

口での患者移送のストレッチャー交換などを行っても手術室の床を清潔に保つことはできないと明記している。感染防止のための履物交換は不要であるという根拠が出されても慣習や自分の靴が血液などで汚染するのを懸念して履物の交換は続いており，2010年代になっても一足制についての議論が絶えない。

　患者の手術室への入室は患者の安静・感染防止のためにストレッチャーで行われていた。麻酔学の進歩で前投薬のない患者の増加と科学的根拠に基づいた感染対策が進み歩行入室が一般的となった。また，1999年の手術患者取り違え事故の直後から前投薬がなく状態が安定している患者は歩行や車いすで入室し，複数のスタッフで患者および手術部位の確認をするという施設が増加した。現在は患者の年齢や術式，全身状態，心理的安定，麻酔前投薬の有無，患者の希望などにより入室方法（歩行・車いす・ストレッチャー）は選択されている。

3) ラテックスアレルギー予防

　1998年第12回日本手術看護学会年次大会において，トピックスⅡとして「ラテックスアレルギー」について講演を企画した。ラテックス蛋白が抗原となって発症するラテックスアレルギーは1979年に英国で初めて報告された。1980年代後半よりラテックスアレルギー発症例の報告が多くなり，日本においても1990年代後半になり急速に報告例が増えてきていた。医療の現場においてアレルギーの専門家以外はまだ情報をもっていない早い時期に患者や医療従事者の安全のためにこのテーマをプログラムに入れた担当者の目線は正しかったといえる。実際にこの講演を聞き医療現場や家庭のなかにもゴム製品が多くあることを改めて実感した。そしてわれわれのように手術にかかわっている者や手術を受ける患者がこのアレルギーによって危険な状

況に晒されていることを初めて知った。ラテックスアレルギーの発症リスクのとくに高い集団の存在はゴムだけではなくパウダーが危険であること，ラテックス蛋白は種々の果物，野菜，植物（バナナ・アボカド・キウイ・ポテト・トマト・シラカバ・スギなど）との交差反応を起こすことがわかった。知識は得たもののこの情報を医療現場にどのように生かしていけばよいのか多くの課題があった。その理由として，

①医療現場にラテックス製品は大変多くあること

②ラテックスの危険性についての知識がまだ周知されていない現実

③ラテックス製品はノンラテックス製品より安価であること

④ラテックス手袋はノンラテックス手袋よりすべりが良く使いやすい

⑤手術用手袋はパウダーが付いていないと装着しづらい

⑥実際にラテックスアレルギー患者に遭遇していないので身近な事象として感じられない

などがあった。

手術室看護師たちは初めは危険性のある患者をピックアップし，手袋や医療材料，麻酔関連の材料などをノンラテックス製品にするようにチームメンバーに働きかけたり，ラテックスフリー用のワゴンを作成するなどの対応をしてきた。そして徐々に医療従事者のラテックスアレルギーに対する意識が変わり，医療安全の視点からのバックアップ，企業のより使いやすい製品や安価な製品の開発の後押しがあり，ラテックスフリー製品が今では多く使われるようになってきている。

4）体温管理

周術期は体温の変動がしやすく低体温になりやすい。術中，術後の低体温は末梢循環不全，筋弛緩剤の遷延，覚醒遅延，術後シバリング

Chapter. V　手術看護の実際

の発生とそれに伴う酸素消費量の増加を起こす。それらを防止することは術中患者管理において重要であり，とくに術野から熱放散が多い大きな開創の術式では体温低下を防ぐことが難しい。1980年代中頃までは，手術用シーツ，ブランケットを患者の入室前から加温し，患者が寒さを感じず心地よく安心できる室温環境を整え，体温低下防止の工夫を試みて対応していた。その後手術患者の体温の測定方法が発達し体温管理が重要視されるようになった。現在ではプレウォーミングとして，身体を温めて中枢から末梢に移動する熱を少なくする目的で，手術室入室前からの積極的体温管理が重要視されている。

　本学会は，手術看護に必要な体温の基本的知識および技術を習得して実践に活かすことを目的に学習の機会を設け会員に提供している。関東甲信越地区学会では1983年に学会セミナー，「手術看護に必要な麻酔の知識」を開催し以降各地区においても継続して手術侵襲と麻酔の基礎・応用編，術中のモニタリング，体温管理などのセミナーを企画し実施している。

　安全な周術期管理を行うための患者監視モニター装置が普及し，1993年「安全な麻酔のためのモニター指針」が出された。体温管理に関しては各施設ごとに工夫し実施している。また1994年には，保温器具のベアーハガー®が導入され，さまざまな手術体位に応じた保温効果の開発につながっている。

　1988年第2回手術室看護研究会で「末梢保温による麻酔覚醒時のシバリング予防の効果」が発表され，早い段階から看護師の関心は高かった。その後，保温対策は手術中の体温管理として重要視されるようになり，術式に合わせた適切な測定方法とモニタリングの器材が開発された。それに伴い加温・保温装置(理想的な加温装置は広範囲に皮膚表面を加温する，術野へのアプローチを確保する，手術で必要とな

る患者体位を考慮する，アンダータイプ，アッパータイプ）が開発され
てきた。体温低下防止対策として体温変動には手術室の室温，出血量，
輸液量，年齢，手術時間が影響因子と考えられ，状況に応じた積極的
輸液加温の研究など，実践に即した研究テーマで数多くの研究発表が
されている。低体温をひき起こさないための積極的な加温や保温は術
後の回復に大きな影響を与える。患者を観察しアセスメントを行い適
切な体温管理を行うことにより，手術や麻酔の侵襲からの保護を目的
とした適切な体温管理の看護実践につながる。

　2008年2月ホームページ上に，日本手術看護学会推奨「手術看護手
順」の項目「5. 手術中の低体温の防止」を掲載した。手術医療の変化
に応じた体温管理方法について日々研鑽し取り組めるよう整えた。

5) 安心できる環境・かかわりの提供

（1）タッチング，声かけ，室温，音楽

　手術を受ける患者は手術の大小にかかわらず，緊張するものであ
る。手術室は一般的に怖い・冷たい・寒い・痛いことをされるなどの
イメージを持っている。手術室では今まで会ったことのない医療従事
者がマスクや帽子をかぶって取り囲んでいたり，見たこともないたく
さんの器械が並んでいるなど，普段とは全く異なる環境である。医師
や看護師からいくら丁寧に説明を受けても自分がどのようになるの
か，自分がどのような反応を示すのか予想がつかない。また，自分の
命を預けるしかないというあきらめの気持ちをもつ人もいる。このよ
うな患者に対し，手術室看護師は意図的なタッチングや声かけ，入室
時の温かな室温，患者の希望する音楽をかけることなどを，患者が安
心して手術が受けられるための重要な役割と考えて実践してきた。

　入室時にベッドを温めて患者を受け入れたことは「ほっとした」「大

Chapter. V　手術看護の実際

事にされていると感じた」，患者の希望する音楽をかけたときには「自分の好きな音楽を聴いていたので落ち着いた気分になった」などが患者からの感想である。

　1990年，土藏愛子氏は「検査や小手術を受ける患者の反応と援助としてのタッチ」という論文[17]で手術全般に共通した成果として，また手術看護にかかわっているものとして，たいへん力を得たことを覚えている。意図的なタッチングや声かけが感傷的なことではなく，手術看護として意味づけられたと感じた瞬間であった。

　看護師にとってタッチはその意図から①リラックスへのタッチ，②支援のタッチ，③連帯のタッチ，④伝達のタッチ，⑤表出へのタッチである。一方，患者にとってのタッチの意味は，①疲れたときの支え，②冷えたときの温かさ，③動きそうなときの抑えの物理的なもの，④縋りたくなるときの支え，⑤追い詰められたときの頼り，⑥心細いときの頼り，⑦困っているときの助け，⑧我慢するときの勇気づけ，⑨殺伐としたなかでの人間的な触れ合いなどの心理的意味である。タッチは直接的に援助の意思を伝えるものであり，患者にとって援助者の存在を確認することが重要である。このほか，結論として次の①～④を上げている。

　①患者は検査室・手術室に入室すると緊張する（緊張期）。次にいよいよ始まるときは観念する（観念期）。進行中はそのときどきに起こることと向き合って過ごしている（対峙期）。そして，終了するとほっとして解放される（開放期）。

　②検査や小手術の患者は不安のため人の存在を求めている。タッチは直接的・実在的に援助者の存在を伝達するものとして意味がある。

　③検査や小手術の患者は遠慮や依存的になっており，「言わない」し「言えない」傾向があるので患者と出会った早い時期に積極的な働きか

181

けが重要となる。

④緊張期の患者の反応を緊張多動型，緊張不動型，不安定多動型，安定不動型に累計した。

研究から導き出されたこれらの結論は手術を受ける患者の心理面や行動をわかりやすく解明しており，手術室看護師にとって目の前にいる患者が今どのような状況にあるのかを観察して評価し，どのようなタッチングや声かけをすればよいのかを考えることにより，よい看護が提供できるようになった（**図V-5**）[17]。

(2) 母 (父) 子同伴入室など

看護実践―術前訪問のなかで述べたように手術室看護師による小児の術前訪問は絵本や医療物品の利用，ビデオ鑑賞，人形を利用した疑似体験など年齢に合わせた"医療的遊び"を取り入れることにより手術に対する小児の理解を得て効果を上げている。ところが実際には手術室に入った子どもが泣いたり暴れたりするので麻酔導入時に看護師が子どもの身体を抑えている姿を多く見てきた。1991年第5回日本手術室看護研究会において「親同伴麻酔導入による手術患者の不安緩和への効果」の発表があった。小児にとって入院という普段とは異なる環境におかれ，かつ手術のため急に母子分離を強いられ，未知への不安を抱えたまま身体を抑えつけられ麻酔をかけられることは不快と恐怖を伴う体験である。このような経験は情緒障害，精神外傷をきたす可能性がある。研究者は母子分離と手術に関連する小児の恐怖・不安を軽減し，麻酔導入がスムーズに行うことを目的に親同伴入室を実施し，精神発達途上にある幼児には親同伴の麻酔導入は望ましいという結果を出した。ほかの病院でも導入されているが，母（父）子同伴入室を経験した経緯から以下のことを留意する必要がある。

①親が希望することが前提であること

Chapter. V 手術看護の実際

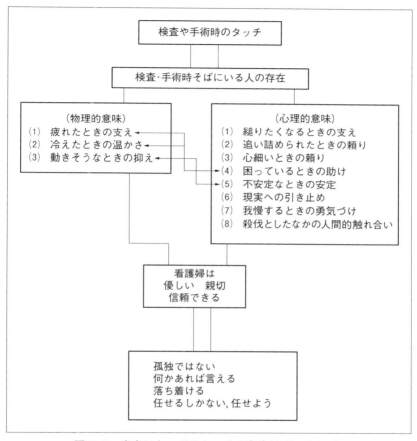

図V-5 患者にとってのタッチの意味（文献17）より）

②実際に手術室に入った親が動揺する場面にも遭遇することがある。この場での親へのフォローと子どものがんばりにつなげるなどのかかわりがきちんとできるチーム間での協力体制が必要である
③母（父）子同伴入室には麻酔科医・外科医の了解が必要となる
④開始する前に十分な話し合いをして，対象や状況設定などのルー

ルを決めて行うことが望ましい

6）術後の管理

　1970年代の麻酔は吸入麻酔が主流であり，覚醒に時間がかかり手術室での待機時間が長かった。施設によっては手術室内にリカバリールームを設置し手術室の看護師がバイタルサインの測定や吸引を実施し覚醒が良好な状態で病棟に帰室するシステムを作った。これは患者の安全性と手術室の効率的な運用に大きく貢献した。また，時間をかけて退出したにもかかわらず覚醒が不十分で呼吸状態が変化することもあるため，病棟でのバイタルサインの観察は重要であり，病棟看護師は術後の観察を頻繁に実施していた。1990年代後半頃からより安全な麻酔薬の開発（プロポフォールなど），呼吸管理の技術の向上，モニタリングの向上，麻酔専門医の育成，科学としての麻酔学の発展など麻酔の安全性が向上したことにより麻酔覚醒が良くなり，手術終了後病棟への帰室がスムーズとなった。

7）職員の安全管理

［針刺し予防，血液・体液曝露］

　手術室は院内のほかの部署に比べて感染リスクの高い部署である。その理由として，

　　①メスや針，その他多くの鋭利な器具を取り扱いそれらの器具は血
　　　液で汚染されている
　　②血液曝露の頻度が高い
　　③曝露される可能性のある時間が長い
　　④血液に直接接触する
　　⑤作業空間が狭く多数の職種・メンバーが存在する

Chapter. V　手術看護の実際

　などが挙げられる。そのようななかで医師，看護師ともに手術中の針刺しや血液曝露などについてはあまり気にとめていない時代が続いていた。しかし，1980年代に入り日本においてもB型肝炎やHIV感染のリスクが明らかになり，針刺し事故が注視されるようになってきた。日本はHIV（1983年に発見された）の感染患者が少なかったこともあったが，徐々に感染患者が増えていった。

　厚生労働省は，アメリカで開発されたEPINet^{TM}（エピネット）を使用して1996年から厚生科学研究費補助金エイズ対策研究事業として実施された「エイズ拠点病院における針刺し・切創損傷調査」を実施した。そして2002年に厚生労働科学研究費補助金特別研究事業として「医療従事者における針刺し・切創の実態とその対策に関する調査」を報告した。その結果感染の危険性や現状が浮き彫りになり，手術にかかわる医療従事者の針刺し事故が多いことが明らかとなった。各施設の感染対策委員は，針刺し・血液曝露の現状を把握するためにエピネットの導入と分析に力を入れた。外科医は針刺しなどは手術スタッフでは当たり前のように捉えて報告しない傾向もあったため，手術室看護師が中心となって啓発活動を進めた。2012年の日本手術医学会総会のランチョンセミナーで，九州地区の国立大学病院8施設おける部署別看護師数に対する針刺しリスクのデータでは手術部の針刺しリスクは最も高く，病棟の5倍，集中治療部や救急部の7.5倍という報告があった。経験の少ない医療スタッフ（看護師）や時間に追われる手術室では針刺し・血液曝露などがなくならない状況があった。各施設は器械出し業務におけるニュートラルゾーン（セフティーゾーン）の設置や新人看護師の針刺し予防のためのシミュレーション教育などを実施してきた。血液曝露の予防には手術中のシールド付マスク（ゴーグルなど）の使用，外回り看護師のアイソレーションガウンの装着など

185

手術室看護師たちが率先して実施するようになってきている。また，企業も針の安全性の研究を進め，今では鈍針やコントロールリリース針，鋭利な鋼製器材を固定する安全器材などを開発し，発売している。

　最近では2013年9月に利用者からの要望の強かった手術部用のエピネット日本版/手術部版Ver1.0が発表された。これによって手術部における針刺し・切創，皮膚・粘膜曝露事例のより詳細な記録，解析が可能となった。

　このように多くの部署で対策や現状分析が行われているが，針刺しや血液曝露の件数は減少傾向がみられない。各事例を分析し啓発活動の継続がカギと考える。

3. 倫理的配慮

1) 手術医療の特徴

　手術医療は人の体にメスを入れることを法的に認められた治療である。手術医療の特徴は①患者に故意に短期的に傷を負わせるため危険を伴い，副作用の可能性が生じる。また，傷や麻酔により患者は苦痛を感じ回復まで時間がかかり，術創が残ることもある，②患者は手術チームに自分の身体のコントロールを任せざるを得ない，③手術は個別対応で標準化されにくい，④移植医療(生体・脳死)には多くの課題がある。もう一つの特徴は他職種(専門・非専門)による幾重ものコミュニケーション構造があることである。外科医(複数)，麻酔科医(複数)，看護師(複数)，病棟・外来看護師，薬剤師，輸血部職員，臨床工学技士，クラーク，看護助手，X線検査技師，臨床検査技師，派遣スタッフ(アウトソーシングスタッフ)，事務職などとの間で多くの葛藤が生じる。これほどの職業的相補関係は他チーム間にはみられない。

Chapter. Ⅴ 手術看護の実際

このような複雑な構造であるがかなりの部分で医師の指示を必要としており，主従的上下関係になりやすい。

2）日本の現状

　日本の医療現場は欧米と比較して倫理的取り組みはかなり遅れていた。長い間ヒポクラテスが提唱した「医師に任せておけばよい」というパターナリズムのもと患者も医療従事者も医師の判断と技術に任せていた。経時的にみると1990年（平成2年）厚生白書に初めて掲載され，患者と医療従事者のよりよい関係を築くための方法としてインフォームド・コンセント（説明と同意）の重要性を述べている。

　　1997年（平成9年），厚生労働省はインフォームド・コンセントの推進を目的として診療報酬に「入院診療計画加算」を新設

　　1999年（平成11年），患者取り違いの医療事故が発生

　　2000年（平成12年），ICN倫理綱領が出される

　　2002年（平成14年），手術関係の記録改ざんという医療事故が発生

　　2003年（平成15年），日本看護協会より看護者の倫理綱領が出される

　　2004年（平成16年），日本看護協会より看護研究における倫理指針が出される

　　2005年（平成17年），個人情報保護法の施行

　以上のような変化を受けてこれまで受け身で医療者まかせの状態に置かれていた患者（社会）は，少しずつ自立した存在として自ら情報を求め，支援を受けながら意思決定するようになってきた。今後も継続して情報開示やインフォームド・コンセントの精度を上げる努力が重要である。

187

3) 日本手術看護学会の取り組み

　手術室看護師は上記手術医療の特徴にあるような現状のなかで日頃から倫理的観点からの実践や発言ができているだろうか，という疑問を少なからず感じていた。認定看護師の申請にあたり本学会としても意識的に取り組み，また各地区学会での教育講演や学会主催の管理者研修などで手術看護の倫理的役割について取り組んできた。

　2006年の第20回日本手術看護学会年次大会において，Mary Jo W., Steiert, AORN次期会長は招待講演「手術看護師に求められる倫理観」で以下のように述べた。

　［理念と実践］　周術期看護師は人間の尊厳を守り，患者の健康問題を尊重し，私たち同僚との関係においても尊厳を守り，すべての人を尊重すること。

　［他者に対する尊敬］　周術期看護師は麻酔下または鎮静下にある声なき患者の代弁者である。患者の自律や尊厳そして患者の人権を守る役割があり，インフォームド・コンセントが大事である。外科治療の場で協働する他職種を尊重する必要があり，それによってチーム全体のパフォーマンスが良くなる。

　［文化を超えた看護］　看護は複雑なスキルが要求され異文化を理解しそして人間関係を大事にすることである。看護師は文化や価値観，国によって医療が違うことを認識しなければならない。

　［患者の代弁者］　患者が自由に選択する権利を認め，それを支持する，また鎮静下，麻酔下にある患者に代わって行動を起こす。

　［個人情報・プライバシーの守秘義務］　患者が他の人の目に晒されることを最小限にする。カルテも厳重に管理すべきである。

　［自分の代弁者］　医療従事者は自分の価値が傷つけられる状況において自らの代弁者になるべきである。

Chapter. V　手術看護の実際

　[看護師の責任]　患者に対して説明責任がある。説明責任は成果に
対し責任をもつこと，自分の行動に対しての責任をもつことである。
そのためには，生涯学習が必要である。

　[患者優先の公約]　倫理的，人道的視点からみて，患者第一である
という考えをもとに選択できるマネジメント能力が重要である。

　[看護師の義務]　自分の誠実さや安全，その能力を維持すると同時
に個人として，職業人として成長することを含む義務を自ら課す責任
がある。

　[倫理的な環境を育成する義務]　個人あるいは集団の行動を通じて
首尾一貫して質の高い医療を提供するのに必要な医療環境と雇用環境
の確立，維持向上に努めなければならない[18]。

　この講演を聞き，手術医療における手術室看護師の倫理的役割と生
涯学習の必要性，日本における今後の倫理的課題を意識することがで
きた。

　2010年（平成22年）の第24回日本手術看護学会年次大会において，
Anne Marie Herlehy, AORN次期会長は招待講演「アメリカにおける
周術期患者の擁護者としての看護師のあり方」で以下のように述べた。

　①患者の擁護者とは，患者の権利の侵害から患者を守ることである

　②義務はまず患者に対して負うものであり，医師や病院の上層部に
　　対してではない

　③患者が自由に主張し，明確に意思決定することを手助けする

　④患者のプライバシーや自律的な意思決定など患者の正当な利益を
　　促進することである

　⑤患者の擁護における基本的な責務は人権を守ること，患者の尊厳
を尊重して看護にあたることである。その責任は健康を増進し病気を
回復させることである。ケアというのは価値であり，道徳的な根拠に

189

基づいた意識や態度である。したがって，患者とプロである看護師との関係は倫理的な義務に則っている必要がある。個人との関係を律するものは倫理であり，それは危害を回避しより良いヘルスケアを実践することである。道徳的な義務と職務を何が正しいかという判断で行い，その行為が果たして正しかったかどうか評価することが必要である[19]と述べている。

　この講演を聞きわれわれ手術室看護師は，手術を受ける患者の擁護者として患者にとって何が必要であるかという判断をして行動すること，そしてその行為が正しかったかどうか評価することが責任を果たすことにつながることを学んだ。

　2015年に住田香澄氏らによる「良い外回り看護師の倫理的要素の特徴」の研究報告があった。徳のある態度の要素は“専門職としての姿勢で患者やチーム員に接すること”，“人間味ある姿勢で接すること”の2因子構造である。知識・技術の要素は①術中の患者の状況や状態を把握した手術チーム内の調整②術中・術後を見据えた知識に基づく術前患者の準備，③自己研鑽と啓発，④感染予防の実践，⑤周術期を見据えた実践の5因子構造である。看護師個人の特徴である“人間味ある姿勢で患者に接すること”は経験年数に依存しないが“専門職としての姿勢で患者や手術チーム員に接すること”は経験年数が増すと実践度が高くなることを示唆している[20]。

　手術医療にかかわる看護師は常に倫理的視点をもって術前・術中・術後に責任をもたなければならない。今後手術看護の倫理的役割についての研究が深められることを期待している。

　倫理的役割の重要性は認識されてきているが，実際に臨床において役割を発揮することはなかなか難しい。1999年の第2回会員実態調査では，インフォームド・コンセントについて話し合ったことがあるが

Chapter. Ⅴ　手術看護の実際

54％，現場で十分行われているが20％であった。また，看護上の倫理について話し合ったことがあるが40％であった。2009年と2014年の同調査では調査内容が変化しているが，「個人情報の保護・守秘義務の遵守」「身体の不必要な露出の防止」「患者誤認や手術部位誤認の防止」「感染防止対策の遵守」など倫理的視点が重要であるという共通の結果であった。

　本学会は倫理的役割の重要性を考え，2006年から現在に至るまで中堅者教育研修のなかで「手術看護における倫理」についての講義を実施している。この研修を受けた研修生が全国の施設で倫理的役割を意識しながら看護実践や後輩指導を実施している。

　2013年日本手術看護学会研究倫理審査委員会を発足した。学会員を対象とした看護研究の倫理審査を行うものである。2015年の第29回日本手術看護学会年次大会において倫理審査委員の佐藤弘之氏による，看護実践セミナー「研究倫理の基礎を学ぶ」を企画，300名の参加者があり，盛況であった。学会員に対し受講証明書を発行した。

4. チーム医療

1) 概念の形成

　「チーム医療」という用語は，1960年代の病院ストを契機に国が設置した「病院経営管理懇談会」において，病院組織の近代化を図るための改善策として看護管理の重要性，看護部の設置などに加えてチーム医療の必要性が示された。しかし，チーム医療の概念が根づく前に，新しい医療関係職種が次々と誕生した昭和の時代には，チーム医療の必要性が深く意識されないまま長い時間を経過した[21]。1990年代からの手術医療（看護）の現場では手術室という同じ空間（環境）で外科

191

医，麻酔科医はじめ臨床工学技士，放射線技師などと働くことが日常的であったため，われわれ手術室看護師は患者の安全な手術を実施するという考え方を中心にチーム間の調整的役割の発揮が重要であるという考え方が育ってきていた。しかし従来からの医師主導の考え方が根強く残っていたのも事実であり，看護師の患者サイドに立った意見は医師から受け入れられず，悔しさや無力さを感じることが度々あった。

2010年に厚生労働省は「チーム医療の推進に関する検討会」の報告書でチーム医療の重要性を述べ，そのなかで看護師によるチームマネジメントの役割が言語化された。安全な手術のためにそれぞれの手術チームにおいて看護師のマネジメントの役割が重要であることを認識した。

2）医療安全とチーム医療

1999年大学病院において手術患者の取り違えという重大な医療事故が発生し，社会問題となった。国民の医療安全への強いニーズが明らかになるに従い，医療行為の最終実施者となる看護師の立場と役割の大きさと重さが再認識されるようになった。この事故は，手術医療にかかわっている手術室看護師にはあまりにも身近なものであり，一歩間違えば自分の施設でも起こりうる状況が垣間みられた。横浜地方裁判所は看護師1名に対してのみ禁固1年の厳しい判決を申し渡した。日本看護協会は声明文を出して不服を申し立てたが，看護師の誰もが納得のいかない判決内容であった。手術室内のことは専門分野のこととして圧倒的に医師の主張が通ってしまい，看護師の法的弱さも痛感させられた。日本看護協会から日本手術看護学会に「控訴申し立て趣意書」作成の協力要請があり，その要請に対し協力を行った。そ

Chapter. V　手術看護の実際

の時の状況をもとに，患者，外科医，麻酔科医，病棟看護師，手術室看護師の行動，管理体制について分析した。医師や看護師の人員不足，朝の業務量が膨大なときに病棟を出なければならない状況や多くの職種，人がかかわっているにもかかわらずチーム医療が名ばかりのものであったことを改めて痛感した。この事例はどこの施設で起こっても不思議でないと認識し，改めてチーム医療の重要性を実感した。

　日本手術看護学会として神奈川県看護協会に出した趣意書は，医療（手術）現場を理解できない法曹界の方々の役に立ったと聞いている。当然看護師個人だけではなく，組織としてチームとしての責任が浮き彫りになる一助になった。この事故により日本中の医療現場でチーム医療の重要性が語られ，今まで他人ごとであった医師達も自分の問題として認識するようになり，チームの一員として関わる姿勢が多くみられるようになった。

　2012 年，元 IFPN 会長 Jane Reid らが，「声がけ」がチームを救う─医療現場にヒューマン・ファクターズが必要な理由，という論文を発表した[22]。これは 2005 年にイギリスで起こった手術医療の場での事故事例からの学びである。この論文は医療現場における「声がけ」が重要であると述べ，「声がけ」は素晴らしいチームづくりにとってカギであると結んでいる。この論文は手術看護にかかわるわれわれは，安全な手術医療の実践者として職種を超えて声をかけていかなければならないことを再認識するものであった。Jane Reid 女史は，2014 年に行われた第 28 回日本手術看護学会年次大会・第 4 回アジア周術期看護師会議のシンポジウム「医療安全─チーム医療の視点から」において，「声がけは患者の命を救う」という演題の基調講演を行った。この講演から安全な医療を実践するためにはチーム医療が重要であり，そのためには専門領域を超えた「声がけ」が不可欠であることと，看護

手術看護の歴史

> **エピソードⅤ-1**
> **声がけは患者の命を救う**
> 　私は手術室に勤務して2年目の看護師である。ラパロ下胆のう摘出術の器械出し看護師の時の出来事である。患者は60歳代の男性であった。術前の身体・心理面のアセスメントで気になる点はなかった。患者も早く手術を終えて仕事に戻りたいと言っていた。術中，総胆管と胆のう床の剥離を進めていくと炎症を繰り返していたために肥厚が酷い状態で時間を要し，出血量が350 mlを超えた。私は外回り看護師の先輩に開腹の器械を準備するように依頼し，医師の指示があったらすぐに展開できるように心の準備をした。また，麻酔科医師や外回り看護師に開腹の変更を確認してほしいと目で訴えた。時間が刻々と過ぎ出血量が増えていくなかで，外科医師に対し「開腹の準備をします」という一言をどのタイミングで言ったらいいのか？　その言葉は医師の感情を悪くするのではないか？　患者のためには看護師として伝えなければいけない，という思いとの葛藤に悩んでいる自分がいた。患者のためにその「声がけ」は必要であることは理解しているが，医師との関係性のなかで躊躇してしまうことも現実であり，またそのことが後悔の念として尾を引いた。

師がその役割を担っていかなければならないというメッセージを受け取った（**エピソードⅤ-1**）。

3）学会としての取り組み―手術看護の専門性・独自性のひとつとしてのチーム医療

　日本手術看護学会はチーム医療の実践を学会の重要なテーマとして取り上げている。

　①2006年（平成18年），第20回日本手術看護学会年次大会において，シンポジウム「成り立っていますかチーム医療1・2」を企画した。医師，認定看護師（皮膚・排泄ケア，感染看護），臨床工学技士，

Chapter. V 　手術看護の実際

　手術室看護師，手術室看護管理者，サプライ業務担当者によるそれぞれの立場からのチーム医療における役割と課題を述べている。

　②2008年（平成20年），第22回日本手術看護学会年次大会において，シンポジウム「手術でのチーム医療，専門職者として本音で語ろう」を企画した。このシンポジウムで新たに手術室専任の薬剤師の参加と，消化器外科医からノンテクニカルスキル（NOTSS）の紹介があった。それぞれの専門職としての自らの役割と課題，そして手術室看護師への期待などが述べられている。

　③2009年（平成21年），第23回日本手術看護学会年次大会において，シンポジウム「チーム医療の構築　今後の課題と展望」を企画した。手術医療において他職種によるチーム医療の重要性は多くの人が了解する時代となった。各シンポジストはそれぞれの立場でテーマに関する考えを下記のようにのべた。外科医の目標は良い手術の提供である。そのためにはプロフェッショナリズムをもつことが重要である。麻酔科医からは「周術期管理チーム」構想の提案があった。看護師，薬剤師，臨床工学技士の再教育の必要性と周術期全体を見据えたシステムの構築が急務である。臨床工学技士からは安全を担保するためのシステムづくりの必要性と，それには臨床工学技士を含むチームとして取り組む必要がある。薬剤師からは薬剤師の役割と手術室看護師との連携と期待が，そして手術室看護師からは手術室看護師の適正な人員配置と教育の必要性，安全な医療を実践するためにそれぞれが専門的立場から意見がいえる環境づくりが重要である。また，手術室管理者からは他職種間の情報共有と看護師のマネジメントが重要であると述べられた。手術患者の高齢化，医療の複雑化，在院日数の短縮，医師や看護師その他の人員不足など変化のスピードが速く，翻弄されている感が強い。だからこそチーム医療を実践していかなければなら

ないのだと実感する。手術室看護師は周術期全般の安全性を確保するために，手術が決定した段階で術前外来を実施し，情報のアセスメント・教育指導・多職種の活用によるチーム医療を推進している。

4）厚生労働省の取り組み

2010年（平成22年）厚生労働省は，「チーム医療の推進に関する検討会」の報告書で「チーム医療とは，医療に従事する多種多様な医療スタッフが，おのおのの高い専門性を前提に，目的と情報を共有し，業務を分担しつつも互いに連携・補完し合い，患者の状況に的確に対応した医療を提供すること，と一般的に理解されている」「看護師はチーム医療のキーパーソンとして大きな期待が寄せられている」とし，看護師の役割拡大の在り方として特定の医療行為を行うことができる特定看護師（仮称）の提案をした。

このことが契機となり日本麻酔科学会，外科系学会などで，チーム医療における課題や手術室看護師の役割についてディスカッションする場が増加した。しかし，現場においては厚生労働省が提案しているチーム医療の実践が末端まで浸透するには相当な時間と具体的な方策を練らないと難しいところである。

2012年（平成24年），第26回日本手術看護学会年次大会において有賀徹氏は「手術医療における手術看護の重要性について」の講演を行った。特定看護師検討委員会（仮）の責任者である有賀氏は「手術看護は周術期において患者の全体を視座において支援し，調整する牽引役としての機能である。手術室看護師はチーム医療においてきわめて重要な役割を担っている（キーパーソン）」と述べている。この発言は手術看護にかかわるわれわれにとって心強い応援であり，手術医療における手術室看護師の役割の大きさを改めて自覚した。

Chapter. V　手術看護の実際

5）他学会の取り組み

　2010 年，厚生労働省は，「チーム医療の推進に関する検討会」の報告書を契機に日本手術医学会，日本麻酔科学会，日本外科学会，日本医療機器学会などでチーム医療に関するシンポジウムを行った。外科医，麻酔科医，手術室看護師，薬剤師，臨床工学技士などの多職種がチーム医療のなかで自分たちの役割と他職種への期待などを述べている。他職種とのディスカッションにより改めて手術看護の専門性と知識・技術を磨かなければならないこと，チームコーディネーターとしてのマネジメント能力を身につけていかなければならないと実感した。

5．災害時の看護

1）日本手術看護学会30年間のなかで経験した自然災害の歴史

　日本手術看護学会が創設して 30 年になるが，歴史的記録に残る自然災害には大型の地震災害がある。1993 年 1 月 15 日（午後 8 時 6 分）の釧路沖地震はマグニチュード 7.8 および震度 5 以上を観測，1995 年 1 月 17 日（午前 5 時 46 分）に発生した阪神・淡路大震災，2004 年 10 月 23 日（午後 5 時 56 分）の新潟県中越地震，2007 年 7 月 16 日（午前 10 時 13 分）の新潟県中越沖地震，そして 2011 年 3 月 11 日（午後 2 時 46 分）の東日本大震災（震度 7）はマグニチュード 9.0 の地震であった。どれも歴史に残る大地震であるが被害状況とその規模はそれぞれに異なる。1993 年の釧路沖地震は建物や山崩れ，トンネルの崩壊被害，1995 年の阪神・淡路大震災では建造物の倒壊による圧死や家屋の火災による被害，そして東日本大震災においては巨大津波による被害であった。東日本大震災は日本の歴史上のなかで未曾有のものであった。

197

日本手術看護学会は被災地区の被害状況について確認したところ，奇跡的にも地震災害による手術患者および手術チームスタッフの負傷者や死亡者の報告はなかった。

2）地区学会が伝えた地震の経験からの学び

　日本手術看護学会東北地区学会は，震災後の5月28日に第32回東北地区学会を開催した。震災の恐怖と悲しみの思いを分かち合いたいという一人ひとりの熱い思いの高まりと，なんとしても地区会員が学会の場で集い震災の経験を振りかえり情報共有したいという地区役員一同の力により開催された歴史に残る学会であった。学会会場も地震災害の影響で使用できなくなり急遽東北地区役員の仙台青葉学院短期大学に変更し開催している。関東甲信越地区会員や東海地区会員など全国の会員が参加し災害時対応の学びができた。当時関東甲信越地区学会の役員であった筆者も，震災の恐怖のなかで看護師としての使命を貫いていく意志に感銘し，頭が下がる思いのなかで涙した。

　体験者ならではの次のような報告があった。地震発生の瞬間，約半数が手術台を押さえ，ドレープの上からも下からも患者を支えた（**図Ⅴ-6**）。麻酔科医は麻酔器を支え，外回り看護師は室内の機材を押さえ，器械出し看護師は器械台を押さえながら転倒転落の防止に努めたが，麻酔器や顕微鏡などほとんどの器械はバウンドし支えきれない状況であった。無影灯は何回よけても戻ってきてぶつかりあう，部屋のオートドアはオート機能を失いドアが開いたり閉まったりするものすごい3分間であった。このような強い揺れのなかでは器材を押さえることも危険な状態で，状況把握のために動くこともできない，ガシャガシャという激しい音で指示の声が聞こえない，チームメンバーの行動把握ができなかったなどの報告がされた。そのときその瞬間

Chapter. V 手術看護の実際

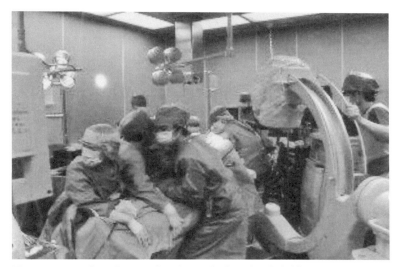

図V-6　2011年3月11日東日本大震災時の手術室内(東北地区学会提供)

は，患者と自己の身の安全を確保することが精一杯であった。ライフラインの寸断，中央配管の寸断，器械器具の故障・破損により生命維持装置が危険な状況におかれたときの安全確保は，日頃の訓練と防災に対する意識を高くもつことが重要であることを伝えている。ライフライン(電気・ガス・水道)の寸断により器械器具の洗浄滅菌ができなくなりサプライ物品の不足，さらには衛生材料および消耗品の不足が発生する。中央部門である手術部と中央材料部は命に直結する部門であり，緊急に対応しなければならない課題について震災後の体験と震災後の実態調査結果を伝えた。また手術部の体制はいかなる状況でも臨機応変に対応できる柔軟性のある体制が望ましいと，東北大学病院の手術室師長は述べている。合わせてスタッフ自身の不安と家族の被災など，メンタル面のフォローなどの対応も重要であると述べている。

　日本手術看護学会は災害時のマニュアルの見直しと災害訓練を具体

的行動レベルまで実施することの重要性を通達し，強化をはじめた。同時に全国の施設でも災害対策の見直しや災害対策訓練の強化をした。またわれわれ看護師は看護の仕事に使命感と役割意識の高いことをこの災害の体験を通して再認識することができた。

3) 命をかけて手術患者を救った看護師の語り

この話は被災病院の手術患者と医師・看護師の話である。

地震発生時には胃全摘手術を実施中で胃の離断前であった。手術室は3階にあったが津波で2階まで浸水し，手術室の危険性が高くなったためやむをえず中断となった。手術中断3日後に被害の少なかった近隣施設の手術室を借用して手術を行った話である。地震発生後の3日目に医師・看護師とともに他施設に患者を移動した。地震発生後3日目はまだ大きな余震が続いていた。余震と津波が続くなかでの移動のため二次災害に遭う危険性があり，津波被害に遭ったときに身元確認ができるように自分の腕に名前，住所，連絡先をマジックで書き搬送したということであった。無事到着した施設はライフラインも復旧している状況に驚き電気・水道が使えることに安心したといっている。医師・看護師ともに，震災後の3日間十分な食事がとれていない状況のなか，受け入れ先の病院で暖かい飲み物とおむすびの接待を受け涙して食べたという。受け入れ施設側も同じ災害に合い悲しみを分かち合い，手術使命をもって臨んだ姿に感銘しお互いが涙したという。同じ手術看護を行う仲間としてお互いの心を見舞い，そして励まし互いに使命を尽くしていく姿にだれもが感動した。命をかけて無事に患者を搬送できたこと，手術は無事終了し順調に回復された貴重な報告であった。

この話は第2回 ASIORNA 会議において報告した。各国が日本人の

Chapter. V　手術看護の実際

使命感の強さ，そして忍耐強さと思いやりの心に感銘し尊敬の念を示した。われわれ手術室看護師は常に危機的状況に遭遇したときに対応できる実践力は誰よりも高いと自負している。

❖文　献

1) 土藏愛子：手術看護に見る匠の技．東京医学社，2012
2) 宮原多枝子：手術室看護の専門性．クルニカルナーシングガイド19，メディカ出版，1995
3) 宮原多枝子：手術室看護概論．手術室看護マニュアル，メヂカルフレンド社，1991
4) 小島操子：手術看護の専門性を考える．第14回日本手術医学会総会教育セミナー，1992
5) オペナーシング編集部編：術前・術後訪問を考える．メディカ出版，1999
6) 及川郁子，他：病気の子どもへのプレパレーション，中央法規出版，2007
7) 麻生純子，他：術後訪問の目的．臨牀看護209：1886-1891，1994
8) 菊地京子，他：時系列で学ぶ手術看護．総合医学社，2015
9) 戸草内敦，他：手術予定時間に合わせた術中訪問―患者家族の精神状態と時期の決定．日本看護学会論文集　成人看護 I，日本看護協会出版会，p121-123，2007
10) 三淵未央：手術大気中の家族に対する患者とその家族の思い―術中訪問を通して手術室看護師が患者・家族にできること．日本手術看護学会誌11(1)：26-28，2015
11) 加藤香代子：手術室における観察と記録．手術患者の看護，金原出版，1984
12) 馬場一雄：手術患者の看護(看護MOOK10)，金原出版，1984
13) 日本手術看護学会：第25回日本手術看護学会年次大会抄録集．日本手術看護学会誌7(2)，2011
14) 日本手術看護学会：第27回日本手術看護学会年次大会抄録集．日本手術看護学会誌9(2)，2013
15) 上野温子：手術室看護の基本．医歯薬出版，1987
16) 日本手術看護学会編：手術看護基準(改訂2版)．メディカ出版，1998
17) 土藏愛子：検査や小手術を受ける患者の反応と援助としてのタッチ．看護展望，メヂカルフレンド社，1990
18) 日本手術看護学会：第20回日本手術看護学会年次大会．日本手術看護学会誌3，2007
19) 日本手術看護学会：第24回日本手術看護学会年次大会．日本手術看護学会誌7，2011
20) 住田香澄，他：良い外回り看護師の倫理的要素の特徴．日本手術看護学会誌11(1)：3-8，2015
21) 日本看護歴史学会編：日本の看護のあゆみ―歴史をつくるあなたへ．日本看護協会出版会，p68，2014
22) Reid J，他：「声がけ」がチームを救う―医療現場にヒューマン・ファクターズが必要な理由．医療の質・安全学会誌7：332-347，2012

手術看護の歴史

❖参考文献
- 藤原孝憲, 他：小児麻酔の基礎と臨床. 真興交易医書出版部, 1986
- 草柳かほる, 他：手術看護　術前術後をつなげる術中看護 2－手術侵襲と生体反応, 医歯薬出版, p39-60, 2015
- 日本手術看護学会編：手術看護師の「臨床看護実践の習熟度段階」(クリニカルラダー, 2011
- 日本手術医学会編：手術医療の実践ガイドライン(改訂版), 日本手術医学会誌 34(Suppley)p42, 2013
- 弓削孟文：標準麻酔学, 医学書院, 2015
- 柳下芳寛：麻酔に関連する職業感染の予防. オペナーシング, 2004
- 菊地京子：手術チームにおける手術室看護師の役割：患者の安全・安心・安楽そして手術部運営の効率化. INR, 日本看護協会出版会, 2010
- 日本手術医学会編：手術医療の実践ガイドライン. 日本手術医学会誌 29(Suppl)2008

Chapter. Ⅵ
手術看護教育

久保田　由美子

　1967年(昭和42年)に改定された看護教育の新カリキュラムの発足以来，実際の職場とのギャップがあまりにも大きく，職場における現任教育の比重が高くなった。とくに専門性を要求される手術室では，それに伴う教育は不可欠であり，煩雑な現場のなかで計画的に専門教育を行うのは難しい状況であった。手術看護の専門性を高めるためにはまず教育から取りかかる必要性を感じ，専門教育がなんらかの形で義務づけられる必要性が問われる機会となった。

　1978年(昭和53年)10月，マニラで開催された第1回世界手術室看護婦会議を機に，1979年(昭和54年)手術室看護研究会を設立して本部を東京に置き，1980年(昭和55年)〜1992年(平成4年)には全国11地区に学会が立ち上がった。そして，手術看護の質の向上を図ることを目的とし，手術看護に必要な教育・研修を行うための研究会活動を開始した。

　1987年(昭和62年)日本看護協会は専門看護婦(士)制度検討委員会を発足，1994年(平成6年)に専門看護婦(士)制度，1995年(平成7年)に認定看護婦(士)制度が発足した。また，同時期の1995年(平成7年)

日本手術室看護研究会は日本手術看護学会（以下本学会）へと名称変更した。

　本学会においても 1993 年（平成 5 年）から手術室看護婦（士）資格認定制度に関する試案作成の活動に入った。1995 年（平成 7 年）第 9 回日本手術看護学会において当時の宮原多枝子会長は「専門看護婦（士），認定看護婦（士）制度」について講演し，本学会会員にその必要性を伝えアピールした。1997 年（平成 9 年）手術看護の認定看護婦（士）制度推進のため，各地区に手術室看護の専門性についての検討を依頼し，1999 年（平成 11 年）に手術室認定看護婦（士）制度委員会プロジェクトを結成した。

　2002 年（平成 14 年），本学会は日本看護協会認定部に手術看護分野認定の申請書を提出した。2003 年（平成 15 年）に手術看護分野の特定を受領するまでに認定部のヒヤリングを数回受けたが，とくに手術看護分野の特化した能力の絞り込みが難しかった。このプロジェクトのなかで手術看護の専門性確立の教育の問題として，①従来学会が行ってきた教育は系統的なものでなく，専門教育の育成につながっていない，②新人教育や臨床指導が十分できていない，③教育のための評価基準ができていない，また一般的な問題として，①手術看護業務が確立されていない，②業務分担が明確にされていない，③手術室への的確な人員配置基準がない，④ローテーションの人事管理などが挙がってきた。

　また，エキスパートを育成するための教育企画を具体的に議論する必要性からそれまでの本学会の活動を整理した。看護界内外に納得される公正なものであることが重要と考え，学会主催の人材育成の教育を企画，クリニカルラダー作成，中堅者教育研修，手術看護管理研修を実施した。いずれの研修も教育の継続により手術看護教育の体形化

Chapter. VI　手術看護教育

につながっていると考える。

1. 手術看護に必要な継続教育

1）手術室看護師の継続教育の基準化

　本学会は，設立以来教育を通して手術室看護師をバックアップし，看護の質を高める努力をしてきたが，教育の基準となる臨床能力レベルの評価などが整備できていなかった。また，教育の目標や，位置づけはその時々の必要性に基づくもので必ずしも段階的な実践能力の習熟度に合わせたものではなかった。

　1990 年代中頃，エキスパートの必要性が叫ばれていても，施設内の人員配置の状況から数年の経験で職場のローテーションが行われることも多く，熟達した看護実践のできる看護師の育成が十分でなかった。

　手術看護の質の向上と専門性の確立のためには，組織的な学会運営のもとに継続した学びができる土壌が必要である。1999 年（平成 11年）に教育委員会が中心となり，手術室看護師の実践能力と成長レベル，継続教育の目標を視野において習熟度段階を検討し，2002 年（平成 14 年）に推進委員会を発足，手術看護職者のキャリア開発の体系化を試み取り組んだ。それは，すべての手術室看護師が一定以上の水準を有することを目指し，各地区および各施設が実施する継続教育を系統的に積み上げることで手術看護のやりがいやモチベーションにつながり，積極的にキャリアを開発していけるようにと，継続教育の基準を検討してきた経緯がある。

2）地区学会との教育の連携

　本学会は設立以来看護の質向上のため一貫して教育の充実を図り，

205

本部の方針のもと各地区が研修会やセミナーを開催し，地区会員へ手術看護の学習の機会を提供してきた。

継続教育の標準化，学会本部が行う集合教育の充実のため地区の教育の現状把握を行った。その結果各地区の教育内容にばらつきがあることがわかった。そこで新たに教育体制の充実を目的に2006年度（平成18年度）より教育内容を検討した。手術室看護師にとって重要な項目である①麻酔関連，②感染対策，③医療事故対策，については必ず地区の研修企画（セミナーや地区の研究会）に組み込むこととした。

このような企画により全国の会員に教育の場を提供し，教育の水準を維持していくことを狙いとしている。各地区では認定看護師も活用し継続した取り組みで会員への教育支援を行う。なお各地区の年間計画および評価内容は，本学会事務局で閲覧できる。

また，本学会は地区学会と連携を取り，年次大会のプログラムに手術看護に必要な知識・技術の習得のため教育セミナーを企画している。

3）手術室看護師のキャリアラダーの整備

1999年より始めたキャリアラダーの検討と整備にあたり，手術室看護師の『臨床実践能力の習熟度段階』作成に，P・Benner の"From Novice to Expert"を参考にした。

キャリアラダーの構造は5段階となっており，第1段階：初心者（Novice），第2段階：新人，第3段階：一人前，第4段階：中堅，第5段階：達人（Expert）としている。そのうえで「初心者」の定義を確認する作業から開始した。基礎教育の場では看護学生の手術室実習が行われない学校も多いため，「初心者」は入職後3カ月とし，「新人」は1年の経験があることとした。臨床現場において習熟度段階のカテゴリーは，「臨床看護実践」「教育」「マネジメント」「研究」の4つと

Chapter. Ⅵ　手術看護教育

し，それぞれの到達レベルを検討をした。そのなかでも手術看護の独
自性として，臨床看護実践については器械出し看護と外回り看護の達
成の段階別レベルを明確にした。看護実践は，「知識」「判断」「実践」
「評価」をもとに看護過程に沿って展開している。

　教育については，「自己臨床能力」「スタッフ教育」「患者・家族教
育」の3つに分類した。マネジメントは，「役割」「業務」「経済」「リー
ダーシップ」の4つの視点を網羅し，研究は段階的に取り組める到達
レベル内容を2003年（平成15年）に成文化した。

　『臨床実践能力の習熟度段階』の初版は2003年9月に作成し，学会
では5年ごとの手術看護実態調査，年次大会はじめ各教育やセミナー
などを通してキャリアラダーの活用状況を確認・評価し，活用してき
た。このキャリアラダーは手術看護の特殊性や独自性を明らかにし，
各施設で手術看護の基準と専門性向上の指標となり，手術看護に大き
く貢献してきたと考える。

　2011年（平成23年），社会状況や医療の変化のなかでキャリアラ
ダーの初版の見直しの必要性があり，認定看護師を含んだプロジェク
トを立ち上げ，『手術看護師の「臨床実践能力の習熟度段階」（クリニカ
ルラダー）』を改訂した。

　改訂版の特徴は，手術室看護師のクリニカルラダーの評価概要を明
確にして初版の枠組みを変更し，到達レベル，看護実践，教育，マネ
ジメント，研究に新たに倫理を追加したことである。また，根拠に基
づく手術看護実践（器械出し看護・外回り看護）に必要な知識が網羅さ
れていること，クリニカルラダーの評価概要を明示し，各段階別の評
価表が基準化され掲載できた。また，クリニカルラダー評価表は，常
に使えるよう CD 付きにし，使いやすさを考慮した。

　2014年（平成26年）第5回会員実態調査結果から，キャリアラダー

207

の活用状況についてはなんらかのキャリアラダーを活用している回答が70%近くあり，なかでも本学会の改訂版を活用している回答が前回調査から10ポイント増加している。

改訂版のクリニカルラダーの評価表は，各施設において活用しやすい形態となり，手術室看護師一人ひとりのキャリアパスの側面からも客観的なツールとして使用することができ，目標や評価について共有しながら確実なステップアップを支援していくことにつながり，手術看護の質の向上に結び付いていると考える。

また，2014年(平成26年)から始めた「手術看護実践指導看護師認定制度」は，本学会が示しているクリニカルラダーのレベルⅢ程度の実践能力を有する看護師を認定するものである。

4) 新人教育システムの支援

手術看護は他の看護領域と異なり，すべての年代の患者が対象となる。したがって婦人科，小児科から老年期におけるさまざまな外科手術の幅広い術式に関する知識と看護実践の技能が要求される。そこで各地区，各施設で行われている教育内容を把握し，中央での集合教育の必要性が考えられた。

第1回〔1993年(平成5年)〕から5年ごとに行っている本学会の会員実態調査の結果から看護実践の状況，教育の実態を把握した結果，新人教育については9割以上の施設が新人教育プログラムを企画し実施していた。具体的には本学会の手術室看護師のクリニカルラダーレベルⅠに沿ったものであり，教育体制はプリセプター制，マンツーマン制やグループ制がとられ，個別指導が行われていた。

指導期間は1年間が半数以上を占め，病院の規模にかかわらず新人指導体制の整備ができていることが把握できた。新人教育に関しては

各地区の現状を把握した結果，初心者から新人，一人前までは各地区・各施設で教育が実施可能と判断した。

2010年（平成22年）4月より新人看護師の卒後研修制度が努力義務化され，ガイドラインに沿った研修などに対して国による財政支援ができたことにより各医療機関，施設ごとに組織的な教育研修プログラムが組まれ，運用されるようになったことも大きい。

2年目以降の指導を企画している施設は半数以下であった。各施設のキャリアラダーと本学会のクリニカルラダーを併用した教育体制であったが，2011年本学会が改訂したクリニカルラダーの活用が増加し2年目以降の教育指導に生かされている。

2. 集合型教育研修会の実施

1）中堅者教育研修

日本看護協会の企画する研修では手術室看護師の期待に応えられるものが少なかった。もうひとつは，中堅者は部署において新人・後輩の教育に直接かかわる機会が多いため，中堅者の看護実践能力と指導力を高めることで手術看護の質の向上につながると考えた。

そこで，2001年（平成13年）から中堅者を対象とした3日間の集中型研修を開始し，2015年までに903名が受講した。研修終了6カ月後のレポート提出を課題とし，年度によって違いはあるが80〜90%の研修生が提出し，熱心な取り組みがみられる。研修の詳細を以下に示す。

（1）中堅者教育研修の概要

研修の目的は中堅者として専門的な看護実践を理解し，幅広い視野

で状況を判断し，対応できる能力を養うことである。

　受講希望者が多く 2015 年からは年 2 回開催とした。募集人員は各
50 名で研修期間は 3 日間である。参加条件は本学会の会員であるこ
と，日本手術看護学会編『手術看護師の「臨床実践能力の習熟度段階」
（クリニカルラダー）』のラダーレベルⅡ以上の者（臨床経験 5 年目以上）
とした。

［目的］

　手術室の中堅者として必要な基礎的知識を学び，自己の発展を目指
す能力を養う。

［目標］

①中堅者として必要なコミュニケーション能力，対人関係能力，リー
　ダーシップ能力，マネジメント能力について理解することができる。

②手術看護における看護過程について学び，根拠をもった実践を考え
　ることができる。

③手術医療における倫理的問題について理解を深め，倫理的課題解決
　時の役割を理解できる。

④教育の意義や概念を学び，後輩育成のための現任教育方法が理解で
　きる。

⑤自己の課題を明確にし，解決に向けて取り組むことができる。

［受講システム］（図Ⅵ-1）

　研修の応募期間は教育研修開始の 3 カ月前で，応募者は「自己の課
題」を提出し，教育委員会がそれをもとに審査，受講決定後 3 日間，
合計 22 時間のプログラムを受講する。研修最終日には全課程受講終
了者に対し研修受講証明書を授与している。この 3 日間の研修期間で
は，自施設で課題解決過程に取り組むための自己の課題を具体化する
作業を行う。研修終了後 1 カ月で具体化した自己の課題を明確化し提

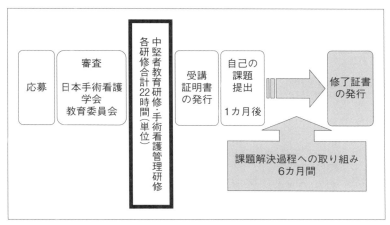

図Ⅵ-1　中堅者教育研修および手術看護管理研修受講システム
　―研修応募から研修修了証書発行までの流れ―

出する。その後6カ月間の自施設での課題解決過程の取り組みをまとめ提出する，その結果をもって研修の修了証書を発行している。

　自施設で実践した課題に対し，その達成状況について年次大会で発表し会員と共有する。

[研修内容]

　中堅者教育研修は①人間関係論，②看護実践，③医療倫理，④看護現任教育論，⑤課題検討の内容で行われる。

　プログラムの内容とねらいは，

① 人間関係論：「アサーティブコミュニケーション」，「マネジメント能力」，「対人関係能力」の科目で，コミュニケーション能力を高めるために必要な行動につなげる。マネジメント能力，対人関係能力について振り返り，良い人間関係を維持し的確に自己表現するコミュニケーションスキルを学ぶ。

② 「看護実践」：患者の個別の問題を捉え，患者に最善の看護を提供

手術看護の歴史

第3回中堅者教育研修プログラム

2003.7.19 教育委員会

時　間	研修科目		内容とねらい	講　師
※1日目 9:00〜 　　9:20		オリエンテーション 会長挨拶 コースの説明 開会		教育委員
9:30〜 12:30	人間関係	アサーティブコミュニケーション	コミュニケーション技術としてのアサーションについて学ぶ	植田寿之先生 同志社大学非常勤師
昼　食				
13:30〜		自己紹介		
14:00〜 16:30	看護実践	手術看護概論 I−1	手術看護の専門領域における看護師の役割を理解する 手術看護専門領域において看護実践能力を高めることができる (事前に送付された看護事例を各自で展開したものを使う)	教育委員 グループワーク担当者数名
16:40〜 18:30		手術看護概論 I−2	各自の事例検討したものを共有しグループワークで検討・統合した看護過程を，発表し合う	教育委員数名
※2日目 9:30〜 12:30	現任教育	看護現任教育論	教育の意義や概念を学び，手術看護の後輩を支援する現任教育方法について理解を深める	聖母女子短期大学 看護学科　助教授 土藏愛子先生
昼　食				
13:30〜 16:30	リーダーシップ	リーダーシップ概論	中堅者として自分のリーダーシップを理解し，チームによいリーダーシップが発揮できる中堅者としてのキャリアアップについて理解する	東京女子医科大学 看護学科　教授 佐藤紀子先生
16:45〜 18:00	看護実践	手術看護概論 II	チームで発生する問題に対して積極的に問題解決に取り組む能力を高めることができる(個人の課題をグループワークで共有・検討しチームで問題解決のプロセスが理解できる)	教育委員
※3日目 9:00〜 12:30			テーマを選定しグループワーク	グループワーク担当者数名
昼　食				
13:30〜 15:00		発表・まとめ	グループワークのまとめ・発表 成果 今後の方向性の共有	
15:10〜 15:40		アンケート・まとめ		教育委員
16:00〜 16:30		閉会	会長あいさつ 修了書授与	

Chapter. VI　手術看護教育

するために看護過程について考える。手術看護過程の実際を事例
展開を通して学ぶ。
③「医療倫理」：手術室での倫理的問題および課題について理解を深
め，個々の倫理観を養い倫理的意思決定場面での役割を担うこと
ができる。
④「看護現任教育論」：教育の意義や概念を学び手術看護を実践する
後輩を育成するための現任教育方法について理解を深める。
　「手術看護現任教育方法」：本学会のクリニカルラダーの内容を
理解できる。
⑤「課題検討」（問題解決技法）：日頃，手術看護を実践しているなか
で困っていることや，チームで発生する問題に対して積極的に取り組
む能力を高めることをねらいとした。受講者個人の課題をグループ
ワークで共有・検討，そのなかからテーマを選定し問題解決技法を使
いグループワークする。グループワークは十分時間をかけ検討する時
間が設けられている。最終日に，各グループの成果の発表とまとめが
あり今後の方向性を共有する（図Ⅵ-2）。

[まとめ]
①〔中堅者教育研修受講者の概要〕
・研修の参加率は各地区の会員数に比例していた。
・研修参加者の看護経験年数は7，8年が，手術室経験年齢は5，6
年が最も多かった。
・研修後の自己の課題は「後輩の指導・教育に関すること」が最も
多く，次いで「人間関係に関すること」，「業務改善・看護の質の
改善に関すること」の内容であった。
②〔研修終了後のアンケート結果〕
「学びが多く有意義だった」，「他施設との情報交換ができた」，「悩み

213

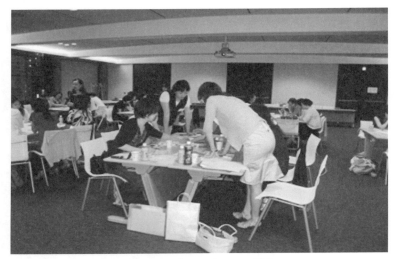

図Ⅵ-2　グループワーク風景

を共有できた」,「モチベーションが上がった」, のほか「参加できたことへの喜び」,「楽しかった」などの意見が聞かれた。また,「より多くの人と交流したかった」,「もっと話す時間が欲しかった」。

③〔成果〕

中堅者教育の役割は, 研修者が自己あるいは自施設が抱えている問題に気づき, 変革しようという動機づけまでが主な役割と考える。中堅者研修は参加者にとって自己の課題を明確にし, 問題解決に向けて取り組むプロセスを通じ他施設との情報交換の場であり, 悩みを共有する場でもある。施設の要となる中堅者がこの研修に参加することで英気を養い自施設での業務の遂行やチーム活動への参加, 職場で発生する問題の解決, さまざまな変化への取り組みから思考や行動の変化がよみとれた。

Chapter. Ⅵ　手術看護教育

2）手術看護管理研修

　2001 年から中堅者教育を実施し，手術看護の実践家を育成してきた。その中で手術看護チームを組織的に発展させる管理的な視点での教育が必要となってきた。

　そこで 2003 年から手術看護管理者を対象とした研修を開始し，2014 年までに 383 名が受講した。自施設の課題に取り組んだ結果は 6 カ月後の課題達成レポートとして 70〜90％の研修生が提出している。研修の詳細を以下に示す。

（1）手術看護管理研修の概要
［目的］

　手術看護管理に必要な基礎的学習を行い，手術室における管理能力を養う。

［目標］

①手術看護の質向上の推進役としての役割を果たし，マネジメント能力を高める。

②手術看護管理に必要なスキルについて学び，効果的な役割遂行ができる。

③自己の課題を明確にし，解決に向けて取り組むことができる。

［受講システム］（図Ⅵ-1）

　管理研修は全国応募により募集を行い，開催は年 1 回で連続 3 日間の研修を行う。募集人員は 30 名で参加条件については学会の会員であること，手術室看護師長，主任，管理業務を担っている者，または，本学会編「クリニカルラダー」のラダーレベルⅢ以上の者，看護管理上での自己の課題の明確化を望んでいる者で，施設の推薦があることとし，研修応募時に提出された自己の課題をもとに学会の教育委員会

215

で選考を行う。

[研修内容]

①看護管理Ⅰ・Ⅱ・Ⅲ

②教継続育Ⅰ・Ⅱ・Ⅲ

③手術看護管理実践（事例検討）

　プログラムの内容と狙いは，

　「看護管理Ⅰ」：手術看護管理の実際について理解する。

　「看護管理Ⅱ」：手術看護管理の運営について理解する。手術室の特徴について理解し，手術看護管理者に必要なリーダーシップ，人材育成，安全管理，チーム医療について理解する。

　「看護管理Ⅲ」：手術看護管理者として手術室における危機的状況を把握し，医療事故防止対策・医療安全について理解する。

　「継続教育Ⅰ」：新人教育，現任教育を理解し深める。スタッフの学習意欲を高めるための教育・指導・支援の役割が理解できる。

　「継続教育Ⅱ」：クリニカルラダーについて具体的な運用法を知り実践に活用できる。

　「手術看護管理実践」：事例検討から，問題解決技法を用いた組織変革として看護管理過程に変革理論をとり入れ，所属組織の分析・改善の方策を試案する。

　その後，事例をグループ討議し各グループ発表で共有する。最終日に各グループの成果の発表とまとめをする。研修の中から自己の課題を明らかにし，今後の方向性を共有する。

[まとめ]

　研修生は，部下を育成する能力，管理者としてのリーダーシップ能力，コミュニケーション能力，業務改善などを課題として上げていた。また，人材育成では，認定看護師活動のサポートを担う管理者として

Chapter. VI　手術看護教育

第6回　手術看護管理研修プログラム

〈平成 20 年 11 月 21 日（金）～23 日（日）　会場：ホギメディカル　大会議室（4F）〉

日本手術看護学会

時　間	研修科目	内容とねらい	講　師
11月21日（金） 9:00～9:30	オリエンテーション 開会・コースの説明 理事長挨拶		教育委員 日本手術看護学会 理事長：久保田由美子
9:30～12:30	人間関係論 I	フィッシュ哲学を学ぶ 1．職場環境を考える 2．人間関係のあり方を考える	東京慈恵会医科大学附属病院 副病院長・看護部長：大水美名子先生
12:30～13:30	昼　食		
13:30～15:00	手術看護管理 I	手術看護管理の実際について理解する 1．手術室の看護管理の特徴について理解する 2．病院の中の手術室の役割について理解を深め，自己の課題がわかる	東邦大学医療センター大森病院 副看護部長：菊地京子先生
15:10～16:30	人間関係論 II	リーダーシップについて理解する 1．手術部における自己の役割を認識し，リーダーシップが発揮できる	東北大学病院 副看護部長：門間典子先生
16:40～18:00	手術看護管理実践 グループワーク I	自己紹介 グループワークを通して自己の課題を明確にする （グループ編成はランダム） グループ I	教育委員
11月22日（土） 9:00～10:30	継続教育 I	継続教育を理解する(1) 1．新人看護師について理解する 2．現任教育について理解を深める 3．スタッフの学習意欲を高める為の教育・指導・支援の役割が理解できる	山梨大学医学部　看護学科准教授：西田文子先生
10:40～12:00	継続教育 II	継続教育を理解する(2) 1．キャリアラダーについて具体的な運用方法を知り，実践に活用できる	東京女子医科大学病院 看護師長：助川智子先生
12:30～13:30	昼　食		
13:00～15:00	手術看護管理実践 グループワーク II	研修生に共通する課題の解決策を検討する （課題ごとのグループ編成） グループ II	教育委員
15:00～16:30	手術看護管理 II	手術室運営の基本について理解する 1．社会の変化と病院を取り巻く環境を理解する 2．看護管理の基本について理解を深める	東京女子医科大学看護学部教授：佐藤紀子先生
16:30～18:30	手術看護管理実践 グループワーク II	研修生に共通する課題の解決策を具体的に見いだす （課題ごとのグループ編成） グループ II	教育委員
11月23日（日） 10:00～12:30	手術看護管理実践 グループワーク III 発表準備	共通課題の解決方法を見いだすことにより，自己の課題解決への道筋を明らかにする （課題ごとのグループ編成） グループ II	教育委員
12:30～13:30	昼　食		
13:30～15:30	発表・討議	1．各グループの発表後に全体討議を行い課題を共有する 2．自己の課題を明らかにできる 3．自己の課題の取り組み方法がわかる	教育委員
15:30～16:30	受講証明書授与 閉会		理事長：久保田由美子 教育委員

の育成と支援が期待される。

　研修は手術看護の情報交換の場となり「自施設では得られない仲間の広がり，自己の振り返りから改めて手術看護への意欲を感じた」など毎回好評で，「手術看護の専門的な研修機関ならではの企画である」「2泊3日の講義とグループワークをとり入れた研修スタイルは，問題解決に効果的に取り組める」と評価を得ている。

　教育にかかわる講師は，看護または一般大学の教授・准教授，病院の看護部長・副部長，看護学に精通している教育者，専門領域に特化した能力を持ち合わせている実践家であったため，研修内容が充実しており満足度が高かった。研修の企画を実施後評価し，次年度の研修に反映させ研修の充実を図っている。

3）手術看護師長研修

　手術看護師長研修は，師長として初めて手術室に配属になった管理者を対象に一日受講研修を2014年から開始した。

　目的は，①他部署との管理上の違いを理解し，手術室管理の特殊性や手術看護の役割を理解する②組織における手術室の役割を深め，手術看護の質を保証するための看護が考えられる③手術室運営に関わる管理能力の拡大を図る，である。

　参加条件は，ファーストレベルの研修を終了していること，またはそれに相当する研修を受講していること，手術部管理者であることとした。

　研修科目，「手術看護管理」は，手術看護の質評価をねらいとした内容，「人材育成」は手術看護の専門性と特殊性を理解することをねらい，「経営参画データ管理」は組織における手術室のデータ管理から，経営への参画を理解する内容である。また，研修科目は状況によりプ

Chapter. Ⅵ　手術看護教育

第3回　手術看護師長研修プログラム

平成 26 年 11 月 15 日

〈平成 27 年 1 月 24 日（土）　会場：ホギメディカル　大講室（4F）〉

日本手術看護学会主催

時　間	研修科目	内容とねらい	講　師
10:00～10:20	オリエンテーション 理事長挨拶	研修についての説明 理事長挨拶	教育委員 日本手術看護学会理事長 石橋まゆみ
10:20～11:30	手術看護管理	手術看護の質の評価について	東京医科歯科大学病院 平野博美先生
11:30～11:40	休　憩		
11:40～12:50	経営参画 データ管理	手術室における診療報酬とデータ活用	済生会横浜市東部病院 正木義博先生
12:50～13:40	昼休憩		
13:40～14:50	人材育成	手術看護の専門性・特殊性 手術室における人材育成の実際	小田原市立病院 石山映子先生
14:50～15:00	休　憩		
15:00～16:00	術前外来	術前外来における手術室看護師の役割と手術看護の実際	倉敷中央病院 山本千恵先生
16:00～16:10	休憩・移動		
16:10～17:10	情報交換	手術室管理者としての，今後取り組むべき課題について共有する	教育委員
17:10～17:30	アンケート記入 閉会		教育委員 日本手術看護学会理事長 石橋まゆみ

ログラムの内容を修正して実施している。

　研修の後半は，情報交換の場として手術室の管理者として今後の取り組み課題をグループワークを通して共有するための時間を設けている。

　対象者は手術室師長経験1年未満の者であるがファーストレベルを受講し看護管理の基礎を習得したうえでの参加者なので，手術室の管理について実践的な内容でより理解できたことが感想文からうかがえ

る。

　グループワークでは自己の課題について，解決の糸口やヒントを得る時間を有効に使えており，情報や思いを共有できることなど有意義な時間と考えられ，今後も継続した研修が必要と思われる。

4) 手術看護認定看護師フォローアップ研修

　2004 年 10 月に東京女子医科大学看護学部に手術看護認定看護師教育課程が開講し，2005 年（平成 17 年）には手術看護認定看護師 1 期生が誕生した。本学会では認定看護師の活動支援を目的として，年次大会のなかでの活動報告と認定看護師が主催する教育セミナーを設けている。さらに教育課程修了後の各施設での悩みなどの共有や，新たな課題への取り組みを考える機会となるように，修了者へのフォローアップ研修を行ってきた。

　約 10 年間教育機関は全国で 1 カ所であった。年次大会での活動報告は東京女子医科大学認定看護師教育センターの修了者によって継続されたが，2013 年（平成 25 年）から兵庫県（兵庫医科大学医療人育成センター）と福井県（福井大学大学院医学系研究科地域医療高度化教育研究センター看護キャリアアップ部門）に教育課程が開設となり，3 カ所になったので認定看護師のフォローアップ研修は 2014 年で終了とした。教育セミナーは年次大会開催地区の認定看護師が担当として行うこととし，今後も年次大会の中で実施していく予定である。

　フォローアップ研修については「認定看護師として活動を推進していくうえでのスキルアップができる」という目的で，2009 年（平成 21 年）に第 1 回を開催し，2014 年までに 7 回の研修を行った。毎年参加者の意見や要望を取り入れながら，さまざまなテーマで講演やグループワークによる意見交換を実施した。1 日だけの研修ではあったが参

Chapter. VI 手術看護教育

加者が毎回 100 名を超えることが多く，認定資格更新のためのポイントにも組み込まれるようにした。2013 年には認定看護師の教育機関が 3 カ所となり，研修修了者の増加，各教育機関が企画する研修が開催されたこと，研修修了者の独自の取り組みを期待したことなどから，本学会主催のフォローアップ研修は 7 回で終了した。その内容については表VI-1 に示した。

　本学会は今後も認定看護師の活動を支援していくとともに，認定看護師の活動を手術看護に関連する他職種や患者・家族にも広く理解を深められるように広報していきたいと考えている。また 2010 年より認定看護師の代表者 2 名が理事会に参加し，本学会との連携のなかでワーキンググループを立ち上げ，組織的な活動を進めていることに対しても積極的な支援を行っている。

手術看護の歴史

日本手術看護学会

第 1 回　手術看護認定看護師フォローアップ研修

プログラム

日　時：平成 21 年 1 月 10 日（土）10:00〜16:30
会　場：㈱ホギメディカル　多目的ホール

「目的」
1. 現在の活動内容や施設での動きの中での悩み等について共有し，今後の活動について考える機会とする
2. 認定看護師が自施設で活動を推進していく上でのスキルアップができる

「目標」
1. 認定看護師として自己の取り組む課題を見出し行動できる

「タイムスケジュール」
10:00〜10:15：オリエンテーション
10:15〜10:30：日本手術看護学会理事長挨拶・久保田由美子
10:30〜12:00：グループ討議 1（90 分間）
　討議 1，2 の内容
　ー求められる認定の役割を基に自らの現在の活動を振り返り，今後自分達がどのように活動を推進していくかを考えるー
　＊　自分が認定看護師として取り組みたい課題について
　＊　スキルアップしていくために何を自分はしていけば良いのか
12:00〜13:00：昼食
13:00〜14:00：グループ討議 2（60 分間）
14:00〜15:00：発表
　　　　　　　意見交換
15:00〜15:10：休憩
15:10〜16:10：講演「ナースを続ける辛さ，楽しさ」
　　　　　　　　　　厚生年金病院　宮子あずさ先生
16:10〜16:30：アンケート記載

Chapter. Ⅵ　手術看護教育

表Ⅵ-1　手術看護認定看護師フォローアップ研修

目的：認定看護師として活動を推進していくうえでのスキルアップができる

実施年	その年の目標と内容および参加者	受講生の感想およびまとめ
第 1 回 （2009 年） （1 月）	目標 認定看護師として自己の取り組む課題を見出し行動できる。 研修内容 ①講演「ナースを続ける辛さ，楽しさ」 ②グループ討議 参加者 1 期生から 4 期生まで 79 名	＜感想＞ 講演：「自分の仕事に満足できる自分でありたい」，「できること」より「分かること」に価値を置く。「日々学び続けることが重要」「自分の経験を語ることが大切」「自分を振り返りができた」「自分を誉め，後輩も誉める。認めることの大切さを感じた」など グループ討議の感想：「考え方の幅の広がり，視野が広がった」「自分の活動の方向性が見出せた」「グループワークを通して他施設の人と情報を共有でき新たな発見ができた」「自分の活動に悩んでいたが，話すことで考え方や発想の転換ができた」「研修によりスキルアップに繋がり，研修を通じて自己の意識を高めたい」「自己の交渉能力，上司とのコミュニケーション，認定の活動方針を明らかにしていく」など ＜まとめ＞ グループワークから「手術看護の専門性の構築」の必要性，「認定看護師として自己アピールの再確認」「認定としての悩みの共有」「自己のモチベーションのアップ」の項目で話し合いがされ，今後の自己の取り組む課題が整理された。認定看護師のフォローアップは，認定看護師の活動を支援し，看護の質の向上に効果的と判断し，「目的」は同様とし，目標や内容は，検討し実施後評価しながら継続していくこととなった。また本研修会は日本看護協会認定部から認定更新への単位取得の対象となった。
第 2 回 （2010 年） （1 月）	目標 ①看護実践能力を高めるためのフィジカルアセスメントの実際について理解を深める。	＜まとめ＞ 講座①については「根拠が示され理解しやすく，教育指導面でお手本となった」「実践に役立つ内容でよかった」「事例を通じて医学的情報を持ち患者をどう看るか，ケアに

223

手術看護の歴史

表Ⅵ-1　手術看護認定看護師フォローアップ研修　つづき

	②研究論文の作成方法を理解し，活用できる。 ③手術看護認定看護師に必要な知識・技術の研鑽を行い，自律した活動ができる。 研修内容 ①教育講座「術前・術後看護の視点」 　―フィジカルアセスメントを中心に― ②教育講座「手術看護の質を向上させる研究の取り組み」 　―自己の課題をどのように研究としていくか― ③グループワーク 参加者 1期生から5期生122名	活かすかが理解できた」などフィジカルアセスメントの重要性と，実践での不足の気づきにもなった。認定教育カリキュラムに取り入れてほしいとの希望があった。 講座②については「根拠のある看護」「研究の動機付け」「研究指導への示唆」「研究テーマのとらえ方」「研究の進め方」「文献検索の重要性」「自己啓発」「看護の質向上」「研究計画の作成」への理解が深まった。 グループワーク討議は，フォローアップ研修の今後の在り方についてなど話し合った。
第3回 (2011年) (1月)	研修内容 ①教育講座「モニタリング情報を看護に活かす」 　―ME機器の理解と看護のポイント ②グループワーク討議 　・手術認定看護師会会則 　・学会理事会参加代表者の決定 　・フォローアップ研修の今後の進め方 　・その他 参加者 1期生から6期生120名	＜まとめ＞ 教育講座：基本的な実践に結び付く内容であり，基礎や，原理を学んだ後に応用や，チェックポイントの視点で理解できた。アセスメント能力を活かし，今後の実践に活かせるなど教育講座としては受講者の満足度は高かった。 グループワークについて検討され，継続及び決定事項が決議された。認定看護師会では，認定看護師間の交流や悩みなどを解決する場として活用していく。期生を超えた縦の繋がりを強化していくことが今後の課題である。 各期の代表者から2名が理事会に参加する。任期は，2年とすることが決議された。また，認定看護師会は，本学会会員として活動していくことが確認された。
第4回 (2012年) (1月)	目標 ①研究論文をクリティークすることで，研究の進め方と論文の	＜まとめ＞ 教育講座は事前に各期生に情報を得て企画したので，受講者の期待感や満足度は高かっ

224

Chapter. Ⅵ　手術看護教育

表Ⅵ-1　手術看護認定看護師フォローアップ研修　つづき

	作成方法が理解でき，活用できる。 ②認定看護師として必要なマネジメント能力を養うことで，自律的な活動を推進できる。 ③手術看護認定看護師に必要な知識・技術の研鑽を行い，自律した活動ができる。 研修内容 ①教育講座「手術看護の質を向上させる研究への取り組み」 　―研究論文のクリティーク― ②教育講座「手術看護認定看護師に求められる対人能力」 　―成果を引き出す交渉術― 参加者 1 期生から 7 期生 152 名	た。教育講座①では，研究のクリティークを中心に研修を企画し，認定看護師に求められる機能（実践・相談・指導）からも，職場内で研究の指導的立場を担う，さらに自ら研究論文として纏め学会発表することも求められているため，この教育講座の受講者の期待は大きい。しかし，現実は，研修で学んでも実践で結び付けることも難しい状況である。研究の基本から実践編，質的・量的分析や調査方法，統計処理の仕方など，受講者の課題は大きい。受講者からも研究をシリーズ化して欲しいなどの意見もあり，今後の限られた時間の中で，研究についてはピンポイントで研修の企画に反映して行く必要がある。 教育講座②では，認定看護師に求められる対人能力と題し，成果を引き出す交渉術をテーマに企画。手術部は中央部門であり，他職種との連携も重要であり調整役として，さらに目標達成のための人的資源活用なども考慮に入れ，柔軟に対応していくことが求められる。そのため，基本となるコミュニケーションの方法や，調整役としての交渉方法など今までの自己を振り返る良い機会となった。 認定看護師間の情報交換は，グループワークの情報交換の時間を含め，短時間で十分とは言えないが，今後も時間を有効に使いより深い学びの機会となる工夫が課題となる。
第 5 回 （2012 年） （12 月）	目標 ①質的研究・量的研究のポイントを学び，研究的取り組みに活用できる。 ②認定看護師の活動を共有することで，根拠に基づいた知識の研鑽を行い，自立した活動に繋げられる。 研修内容 ①教育講座 1「手術看護の質を向上	<事前学習> シンポジウムを効果的に進める上で，事前課題「実践・指導・相談」の一つについて，根拠となる理論と合わせて，日々の看護実践を振り返り，理論と照らし合わせ纏めてくる。また，現場での看護の質の向上という視点で認定看護師の役割機能を果たせているところ，果たせていないところ，今後の課題について当日持参する。

225

手術看護の歴史

表Ⅵ-1　手術看護認定看護師フォローアップ研修　つづき

	させる質的研究への取り組み」 ―質的研究の概説とデータ分析― ②教育講座2「手術看護の質を向上させる量的研究への取り組み」 ―量的研究の調査用紙の作成― ③認定看護師によるシンポジウム 認定看護師として役割を果たすために―根拠に基づいた実践・指導・相談，機能を果たすための取り組み― 参加者 1期生から8期生132名	<まとめ> 教育講座では，職場内で研究の指導的立場を担う，自ら研究論文として纏め学会発表を行う上で，この教育講座の受講者の期待は大きい。研究の基本から，実践編，質的・量的分析や調査方法，統計処理の仕方など課題は多く，研修で学んだことをきっかけに自己研鑽しながら研究発表に繋げていくことが課題と考える。受講者の要望により研究をテーマに3回のシリーズとした。今後は，「研究」も含め，受講対象者の認定取得後経験年数により求める研修内容も異なってくることを考慮し，研修の企画も必要と考える。 シンポジウムでは，認定の役割である「実践・指導・相談」それぞれに対し，3名のシンポジストが根拠となる理論と合わせて日々の自身の実践を振り返り，纏め発表した。それを基にグループ毎にディスカッションし，話し合ったことを発表し皆で共有した。そのプロセスを通じ，認定看護師としての3つの役割を再確認するきっかけになった。施設の中で手術認定看護師が周知されていないと感じていたが，シンポジウムを通じて自分の働きかけしだいということを感じ，手術看護を伝える努力をしていきたいなどの意見が聞かれた。今回のシンポジウムは，受講者の気づきや学びを深め，「自律した活動に繋げられる」本来の研修目的のねらいでもある。
第6回 (2013年) (12月)	目標 ①統計学的分析の意味が理解できる。 ②相談機能の基本となるコンサルテーションの概念や理論について理解できる。 ③個々の相談の在り方ありを振り返り振り返り，相談機能を果たすための課題を見い出すことができる。 研修内容 ①教育講座1「手術看護の質を向	<研修内容とまとめ> 教育講座①は，手術看護の質の向上を目指す研究への取り組みと題し，「論文がどんどん読みたくなる統計の基本を学ぼう」について講演形式で実施した。さらに②では，認定看護師の3つの役割機能である「実践・指導・相談」からコンサルテーションの理論と実践についての講義と事例を使っての演習を行った。 研究に関しては，実際に必要と考えても，根底には統計や検定を実際に行ったことがないため，自己の知識不足や統計処理の経験不足などがあり，単発での講義では限界

Chapter. Ⅵ　手術看護教育

表Ⅵ-1　手術看護認定看護師フォローアップ研修　つづき

	上させる研究への取り組み」 ②教育講座2「コンサルテーションの理論と実際」「コンサルテーションの実際─事例を使って考える」 参加者 1期生から9期生130名	があることが課題となった。 コンサルテーションの企画は，自分たちの「コンサルテーション」の振り返りとなり，コンサルティの成長を促すような関わり方や，周術期の中での活動を推進するための手がかりや学びを深めることに繋がったようである。本来の研修目的「自律した活動に繋げる」に通じるものと考える。
第7回 （2014年） （12月）	目的 研究課題を明らかにし，研究計画が立案できる。 目標 ①研究論文をクリティークする方法が理解できる。 ②研究課題を明確にすることができる。 ③研究計画書の具体的な作成方法がわかる。 研修内容 教育講座「手術看護の質を向上させる研究への取り組み」 ─研究論文のクリティーク─ ─研究計画書立案の方法─ 参加者 1期生から10期生30名	＜研修内容とまとめ＞ 教育講座は，手術看護の質を向上させる研究への取り組みと題し，「文献検索の方法，効果的な論文の読み方，クリティークの視点，方法，基本となる研究の進め方，研究方法，倫理的配慮，図表作成の指針，研究計画書など」についての講義と実習を行った。 少人数でもあり，研究の疑問や課題を持って臨んでいたため受講者の満足度は高かった。統計や検定についての研修企画についての意見が多かったが，全体の講義では効率が悪く個別の対応には限界がある。そのためには個別の勉強会や，他の研修機関などの活用や，病院に付属する教員，他部門のなどを活用し個人のニーズに合わせて学びを深めていくことが必要と考える。 過去のアンケートから認定の活動を推進するために困っていること，悩んでいることを聞いた内容では，参加者の半数近くが自分達で模索しながら解決の方法へと取り組んでいる状況から各自が問題解決への手がかりや学びを深めることに繋がったと考える。本来の研修目的「自律した活動に繋げられる」に通じるものと思われる。 今回で，本フォローアップ研修は終了とするが，引き続き認定看護師を支援することになった。

＊引用・参考文献　日本手術看護学会教育委員会　認定看護師フォローアップ研修実施記録「第1回～第7回」より抜粋

手術看護の歴史

❖参考文献
・パトリシア・ベナー：ベナー看護論．井部俊子他訳，医学書院，1992
・佐藤紀子：看護婦の臨床判断の構成要素と段階．変革期の婦長学，医学書院，1998
・日本手術看護学会編：手術看護師の「臨床実践能力の習熟度段階」（キャリアラダー），日本手術看護学会，2005
・東京女子医科大学病院看護部：プライマリナーシング年報，1997
・日本手術看護学会編：手術看護師の「臨床実践能力の習熟度段階」（クリニカルラダー）改訂版．日本手術看護学会，2011
・佐藤澄子，他：日本手術看護学会における手術看護管理研修の取り組みとその評価，今後の課題，日本看護学会誌4(1)：81-86，2008
・竹村純子，他：日本手術看護学会における中堅者教育の取り組とその評価，今後の課題，日本手術看護学会誌5(1)：96-100，2009

Chapter. Ⅶ
手術看護師の資格と資質

菊地　京子

1. 日本看護協会「手術看護認定看護師」

　1996年（平成8年）日本看護協会は，社会情勢の変化，医療技術の進歩，看護師のキャリアアップの希求，看護教育の大学化やそれに伴う看護学の国際化などを背景に，「専門看護婦（士）」，「認定看護婦（士）」の認定制度を開始した。認定看護師には，専門性を生かした独自の役割，制度として特定の分野における「実践，指導，相談」の役割が規定されている。

　日本看護協会認定看護師制度規程には，「特定の看護分野において，熟練した看護技術及び知識を用いて，水準の高い看護実践のできる認定看護師を社会に送り出すことにより，看護現場における看護ケアの広がりと質の向上を図ることを目的とする。認定看護分野とは，高度化及び専門分化する保健，医療及び福祉の現場において，熟練した看護技術及び知識を必要とする看護分野として制度委員会が認めたものをいう」と記している。認定看護師は特定の教育機関で教育（実習を含む）を受け，日本看護協会の認定試験の合格者である。また，認定資格

修得後5年ごとの更新が必要となる。

1) 日本看護協会の専門性への取り組み

1987年　厚生省「看護制度検討会」の答申を受け，「専門看護婦（士）制度検討委員会」発足

1990年　専門看護婦（士）制度検討委員会から「専門看護婦（士）制度についての試案」が答申

1991年　専門看護婦（士）制度推進検討委員会」発足

1993年　日本看護協会通常総会において「専門看護婦（士）制度推進検討委員会報告書」提出

1994年　「専門看護婦（士）資格認定制度（案）」の報告

1995年　認定看護婦（士）教育課程の開始

2) 日本手術看護学会の専門性への取り組み

1993年　日本看護協会専門看護婦（士）資格認定制度に関する試案を作成

1995年　手術室看護婦（士）認定看護申請書作成
第9回日本手術看護学会において「専門看護婦（士），認定看護婦（士）制度について」宮原多枝子会長講演

1997年　手術室看護の認定看護婦（士）制度推進のため各地区に手術室看護の専門性についての検討を依頼

1999年　認定看護婦（士）制度委員会のプロジェクト結成

2001年　手術看護婦（士）のキャリアラダー作成　中堅者研修開始

2002年　日本看護協会認定部に手術看護領域の認定申請提出

2002年　日本看護協会認定部でヒヤリング実施

2002年　認定申請書再提出

Chapter. Ⅶ　手術看護師の資格と資質

2003 年　日本看護協会理事会にて手術看護領域認定の議決
2004 年　東京女子医科大学看護学部において開講
2005 年　手術看護認定看護師誕生

3）プロジェクトメンバー

【申請者】（役職は当時）
　佐藤　　紀子　東京女子医科大学看護学部教授
【検討委員】
　土藏　　愛子　聖母女子短期大学助教授
　宮原　多枝子　東京女子医科大学病院副看護部長
　牧野　　協子　前橋赤十字病院副看護部長
　大沢　　修子　北海道大学医学部付属病院師長
　町田　　恵子　財団法人日本生命済生会付属日生病院師長
　久保田由美子　東京女子医科大学病院師長
　菊地　　京子　東邦大学医学部付属大森病院師長

4）経緯と葛藤

　手術看護分野は，日本看護協会の「専門看護婦（士）制度検討委員会」が発足した早い時期から検討委員会に参加し，学会内での検討を重ね，認定看護申請書作成には至ったが，他の領域が認定されるなかで手術看護領域の認定は遅れていた。その理由として手術看護領域の業務役割が多く焦点が絞りにくかったこと，手術看護の実際を言語化し他者に理解を得ることが困難だったためと考える。
　手術医療は医師と看護師が患者の安全な医療を担保するために，多くの業務を実施してきた。手術医療は臨床工学技士など他職種（専門職）が参加する前は医師の業務以外の多くの業務を看護師が行ってい

た。また，手術環境，感染予防，安全な体位，新しい手術マニュアル
の作成，患者の心理的支援など多くのことを医師とともに協力し構築
してきた。手術医療（看護）にかかわってきた手術室看護師は専門性・
独自性を日々養ってきた。1999年（平成11年）の第2回会員実態調査
では，割石[1]がME機器の保守点検の6割近く，300床以下の病院で
は8割が看護師の担当になっていると報告しており，現在のように専
門分化が明確にされていなかった実情がうかがえる。また山田ら[2]は，
手術室看護師は看護判断をして患者に直接にかかわる職務や看護成果
の評価ができる職務に意義を見いだし，それぞれの職務に満足を感じ
ているが，看護の独自機能の要素が少ない職務にはジレンマを感じて
いることを報告している。

　小島[3]は，第14回手術医学会の教育セミナーで，手術看護の専門性
として，①心身の危機状態のアセスメント，②心理的支援，③安全の
確保（手術体位の固定，体位固定に関連して起こる二次障害の予防，事
故防止，感染防止），④手術の直接介助，⑤急変での対応，⑥チームプ
レー，⑦倫理的配慮の7項目を挙げた。

　手術看護の実践者でプロジェクトの一員である筆者は，この講演を
聞いて感動（衝撃）を受けた。自分たちが日々実践していること，手術
看護として大切にしていることが明確に表現されていたからである。

　2000年（平成12年）1月，日本看護協会に手術看護領域の認定申請
書を提出した際のヒヤリングの時に病院管理の経験のある認定審査委
員からは，「もっと早く申請が出ると思っていた」，「手術看護の専門性
が認知されることを期待している」といわれた。反面，研究者である
認定審査員からは，「手術看護の認定看護師として特化した能力，とく
に水準の高い実践という点を強調するとよい」と指導を受けた。

　周術期全般を通じて患者の安全・安心な医療を実施するために手術

Chapter. Ⅶ　手術看護師の資格と資質

看護は，特化する能力の選択に頭を痛めた。プロジェクトのメンバー
で何度も話合いをもったが，周術期のプロセスにおける看護の専門性
はどこを削っても意味をもたないという結論に至り，小島の提示した
手術看護の専門性を実践における具体的な事例とつなげ共有すること
を行った。また，改めて手術看護領域に期待される能力の広さを痛感
し，手術看護の専門性・独自性を他の領域にかかわっている方に理解
を求めることの困難さを思った（**エピソードⅦ-1**）。

エピソードⅦ-1
分野認定特定までの苦悩
　日本看護協会が専門・認定制度の検討を始めたそれよりも早い時期か
ら，日本手術看護学会は手術看護領域の認定について検討を始めてい
る。しかし，他の領域が認定されるなか申請や認定に時間がかかった。
なぜなら手術看護領域の申請にあたり，認定委員から特化した能力，と
くに水準の高い実践的場面がわかりにくいと指摘を受けたためである。
　手術看護の対象は，全身（頭の先から足の先），新生児から高齢者，外
来患者と入院患者の手術などと大変領域が広い。さらに，手術室入室か
ら退出まで，外回り看護師と器械出し看護師，患者の心理的・倫理的支
援から安全な麻酔の支援へ，体温管理，皮膚・神経損傷の予防，感染対
策など，他の職種と協働しながら実施するという特徴がある。
　プロジェクトメンバーは，何度も何度も手術看護の専門性と独自性に
ついて議論を繰り返した。その結果，どれかひとつの看護行為を選択す
ることはできないとの結論にいたり周術期という一連のプロセスを手術
看護の役割として申請したのである。

　認定申請書提出のくり返しと認定審査委員からの指導を受け，2003
年（平成15年）7月，日本看護協会理事会において手術看護領域の認定
が議決された。プロジェクトの一員である筆者は，第16回年次大会
〔2002年（平成14年）〕で大会長講演として会員に報告した。午前9時

からのスタートであったが，講演時間が近づくと会場にどんどん人が入って来るのをみたとき，改めて会員の手術看護認定看護師への期待の大きさを感じ，全身が震えあがったことを思い出す。ところが喜びも束の間研修センターの空きがないことがわかった。研修施設は自分たちで探さなければならないという現実に八方ふさがりの観があったが申請者である佐藤紀子氏の多大な尽力があり，東京女子医科大学看護学部において，手術看護領域の研修センターが開講できることになった。

2004年(平成16年)9月，念願の手術看護領域の入学式が行われ，認定申請プロジェクトのメンバーをはじめ多くの学会メンバーが参加した。そのときの感激はいまだ鮮明に記憶に残っている。2005年(平成17年)8月，手術看護認定看護師1期生が誕生した。その後2013年度(平成25年度)に学会員からの強い希望のあった関西方面での開講が兵庫医科大学医療人育成センターでスタートした。さらに2014年度(平成26年度)に福井大学に開講し，年間80名が誕生することになった。2016年(平成28年)の時点で395名の認定看護師が誕生している。それぞれが各施設，各地区において認定看護師として力を発揮し，安全な手術医療の実践のために活躍している。

第22回年次大会〔2008年(平成20年)〕から，認定看護師による教育セミナーを実施している。第22～26回〔2012年(平成24年)〕の5回にわたり「安全な体位確保」について理論と実践を踏まえた実技演習を行った。この企画は，毎回会場が満席状態で会員の期待に即したものであり，手術看護の独自性・専門性につながるものであったと考える(**表Ⅶ-1**)。

2005年の認定看護師誕生に伴い，2006年から年次大会で認定看護師の活動報告会をスタートした。認定制度は始まったばかりで，多く

Chapter. Ⅶ　手術看護師の資格と資質

表Ⅶ-1　手術看護認定看護師による教育セミナー

開催年	テーマ	担当地区
2008	安全な手術体位確保をめざして	四国
2009	認定看護師による安全な体位確保を目指して（パートⅡ）	関東甲信越
2010	認定看護師による安全な体位確保を目指して（パートⅢ）	京都
2011	認定看護師による安全な体位確保を目指して（パートⅣ）	東海
2012	認定看護師による安全な体位確保を目指して（パートⅤ） ―チームで行う手術体位の工夫―	関東甲信越
2013	患者を守るために―日本手術看護学会手術看護手順の活用―	大阪
2014	これでスッキリ！　チームで考える周術期の体温管理悩み解決	九州
2015	手術室看護師が実践するフィジカルアセスメント	北海道

　の手術室看護師にとって関心はあったがまだ十分な理解には至っていなかった。そこで資格を取得した認定看護師から受験資格や教育の仕組み，活動の実際を聞き，イメージ化や理解につなげてもらうねらいがあった。報告会の会場は満員状態で質問も多く，関心の高さをうかがわせた。以来認定看護師の活動を共有し，お互いの励みとしている。

　また，学会として認定看護師の意向を汲みながらフォローアップ研修を実施してきた。2015年からは認定看護師の人数が増加したこともあり，彼ら自らで研修体制を構築してほしい願いからフォローアップ研修は認定看護師による企画へと移行した。

　2008年の年次大会から認定看護師が講師となって教育セミナーを実施している。セミナーの実施により手術看護に必要な知識・技術，フィジカルアセスメント，判断能力が確実に向上していることを実感する。

　今後は手術看護の専門性を言語化し，次のステップとして専門看護師の誕生に期待を寄せている。

2. 日本手術看護学会「手術看護実践指導看護師」

　2014年本学会は現場で活躍する看護師（クリニカルラダーレベルⅢ）を認定する制度として「手術看護実践指導看護師」認定制度を発足した（**資料1**参照）。

資料1　日本手術看護学会「手術看護実践指導看護師」認定制度規則

【前文】

　手術看護分野で看護師がチームの一員として活動するためには，手術室独自の知識や技術の習得が必要である。その指標として日本手術看護学会（以下，本学会）では手術看護師の「臨床実践能力の習熟度段階（クリニカルラダー）」（以下，クリニカルラダー）を示し，実践力向上の一助として活用を進めている。手術室看護師の実践力を公的に示すものとしては日本看護協会の認定看護師制度があるが，採用枠は限られており，広がりは緩かである。

　そこで日本手術看護学会の示すクリニカルラダーをもとに手術室看護師の知識や技術を認定することにより，全国に通用する実践力を示すことができると同時に，これをもって学会としての手術看護の質を保証することができると考え，本学会では「手術看護実践指導看護師」認定制度を設置することとした。

【認定制度の趣旨】

　日本手術看護学会では2014年より，「手術看護実践指導看護師（愛称：ジョナサン）」の認定制度を開始した。これは手術看護経験

や学会活動，事例報告をもとに，学会の示すクリニカルラダーレベルⅢ相当の実践力を有する看護師を認定するものである。

　この認定は手術看護の質の保証と，現場で働く看護師の意欲向上を目的としている。日本看護協会で行っている認定看護師教育は門戸が狭く，教育を受ける機会を得ることが難しいことに合わせて，半年間，職場を不在にすることが難しい臨床もあると考える。

　そこで，長年手術看護に貢献し現在も臨床で責任を果たしている看護師を学会が認定し，クローズアップさせることにより，本人の意欲とそれに伴う手術看護の質の保証をしていきたいとの考えから生まれた制度である。この実践指導看護師の数の増加によっては手術看護の診療報酬算定にも絡むことを期待する。

　2012 年，手術看護認定看護師が誕生して 10 年となったが，全国の認定看護師数は 300 名弱であった。この人数では全国の施設で必要とする人数には到底足りないものであり，地域による偏りも大きかった。また，認定看護師教育の 6 カ月間の研修には参加が難しい現場も多いこと，研修機関が 1 つであったことなどを勘案し上記前文および趣旨にある通り学会認定を立ち上げた。

　第 1 回目実施の応募期間は 2014 年の 1～3 月，認定審査の開始は 2014 年 4 月からであった。申請者の資格は，①看護師免許を有する，②日本手術看護学会正会員 3 年以上，③手術室経験通算 5 年以上，④受験資格ポイント（学会参加等）50 点以上取得，⑤手術看護実践事例 2 例（看護の実際・業務改善）の提出，⑥クリニカルラダーレベルⅢ証明書，⑦受験料の 7 項目である。申請書類は認定審査委員会で審査し，認定を決定する。認定者には認定証と認定バッチが交付される。この

制度についてホームページおよび第 28 回年次大会で説明した。会場
には多数の参加者があり，関心の高さを感じた。

　認定者数は 2014 年度第 1 回 59 名，2015 年度第 2 回 39 名である。
今後手術看護認定看護師・手術看護実践指導看護師が連携して手術医
療の安全と手術看護の発展に寄与することを期待する。また，日本手
術看護学会としてフォローアップなどの支援をしていくことが課題で
あり，2016 年(平成 28 年)より実施を計画している。

3.　日本麻酔科学会「周術期管理チーム看護師」

　過去 6 年間，日本麻酔科学会は「周術期管理チーム」を実現するた
めに日本手術看護学会，日本病院薬剤師会，そして日本臨床工学技士
会と共同で検討を重ねてきた。また周術期医療を支える専属のスタッ
フを養成するために「周術期セミナー」を定期的に開催し，教材とし
ての『周術期管理チームテキスト』を発行している。そして 2014 年
に日本手術看護学会と共同で「周術期管理チーム看護師」の認定試験
を行った[4]。

　現在でも施設により麻酔関連の業務にかかわる手術室看護師の役割
はまちまちである。日本手術看護学会としては，安全な手術・麻酔を
支援するために麻酔関連の知識を深め，看護に役立てることを期待し
ている。日本麻酔科学会はホームページ[4]で専属の麻酔看護師配置を
述べているが，周術期管理チーム看護師は筆記試験のみの認定である
こと，認定資格の経験年数が低いこと，麻酔介助に偏った考え方であ
るなどから手術看護の役割，看護師の配置人数などを考えると日本手
術看護学会として疑問が残る。また，麻酔科医の考えや施設により期
待することがかなり違っていることに対し，現場の管理者はじめ看護

Chapter. Ⅶ　手術看護師の資格と資質

師たちが戸惑っていることも懸念する。この資格を取った看護師がどのような役割を担っていくのか？　医療環境の変化のなかで安全な手術・麻酔を実施するためにチームとしてのコンセンサスを得ていかなければならないと考える。

❖文　献
1）割石富美子：手術看護の現状分析―1999 年会員実態調査より―. 看護管理, 11(4), 262-265, 2001
2）山田豊子, 他：手術室看護婦の職務実態と満足と葛藤の認識. 京都市立看護短期大学紀要, 26, 45-49, 2011
3）小島操子：手術室看護の専門性について考える, 第 14 回日本手術部医学会総会教育セミナーテキスト, p9-15, 1992
4）日本麻酔科学会ホームページ http://www.anesth.or.jp(2015 年 10 月アクセス)

Chapter. VIII
今後の展望

石橋　まゆみ

　医療は20世紀後半の社会環境の大きな変化とともに発展し，人々の寿命の延長に貢献してきている。手術医療も診断・治療技術の目覚ましい進歩によって，極小未熟児から超高齢者，さらに重篤な合併症を有する患者に至るまで，高度な技術が求められる手術が可能となった。また手術環境の安全および安心に関する意識も高まり安全管理体制の構築やルール作りが発展した。

　日本手術看護学会は，「手術看護に携わる看護師の質の向上と役割拡大を図り，人々の健康とQOLの向上に寄与することを使命」として，特殊で高い専門性を必要とする看護業務の質の維持と向上を目指し活動していきたい。この理念は1979年(昭和54年)にAORNの手術室看護師の組織化に影響を受け，「手術看護とは何か」を追求してきたなかから確立したものである。現在はASIORNAなど，アジアや世界の手術室看護師と連携しながら手術看護に関する実績を積み重ねている。また，全国の手術看護師を対象とした学会本部主催の研修会や地区支部活動などを通して，手術看護のあり方とその方向性を考えながら，手術看護の専門性を求め続けて歩んできた。

一方，厚生労働省は 2025 年問題である超高齢化社会と少子化に対応して，病院機能の効率化に向け病床機能分化の方針を示した。そして急性期病床の集約，慢性期療養病床・慢性期介護領域の充実，社会的要因での入院から発生する医療費の削減などの方針を明文化した。少子化の問題は，将来の医療従事者の減少につながり，なかでも看護師不足は手術室看護師の配置人数に深刻な影響を及ぼす可能性がある。手術室の看護師不足は現在の業務である一連の，術前・術中・術後の看護の質の低下を引き起こす可能性も考えられ，患者の安全管理が脅かされることにもなる。また，病床機能分化による入院期間の短縮は，術前準備時間の短縮による患者・家族の不安や緊張への対応の不十分さや術後早期の退院は，まれに手術からの回復遅延につながる可能性がある。

現在，手術看護の質を担保するものとして，日本看護協会が認定する手術看護認定看護師制度と，本学会が認定する手術看護実践指導看護制度がある。日本看護協会は，特定の看護分野で熟練した看護技術と知識をもとに，水準の高い看護を実践する人材を育成することができる看護師の認定看護師制度を 21 分野に設けており，手術看護分野においても 2003 年にこの制度が発足した。認定看護師教育課程で養成された手術認定看護師は，専門性の高い実践力を発揮し，手術看護の実践モデルとなり，スタッフの指導や相談を行っている。また本学会が認定する手術看護実践看護師は，手術看護師の習熟度段階（クリニカルラダー）のレベルⅢを有する看護師を認定するものであり，現場の実践家を支援している。このような手術看護認定看護師や手術看護実践指導看護師たちが，手術看護の中心となって現場スタッフの指導に当たり，手術室の医療チームメンバーの要となり，コーディネートする重要な役割を担いながら，手術看護の質の保証に努力している。

Chapter. Ⅷ　今後の展望

　しかしながら，医療環境の変化に伴う周術期間の短縮から発生する術前患者の看護や術後看護の不足を補うには限界がある。このような現状の問題に対応するには，組織を超えて活動できる周術期に熟知した専門的な看護師が必要であると考える。手術看護分野における専門看護師の存在があれば，周術期の専門的な看護診断を基に組織横断的な活動を実践し，多職種との連携を図りながら，周術期患者の入院前から回復までのすべての過程において看護介入することが期待できる。さらには本学会の企画する看護実践教育や研究活動が活発化され，そのことにより手術看護のさらに高度な専門看護の提供や手術室看護師へのレベルの高い教育が可能となる。また不足しがちな看護サービスも，厚生労働省が求めるチーム医療の推進という意味おいて，また病院経営の観点からもプラスになることが期待される。専門看護師誕生に向けた活動については，本学会からも関連する組織に積極的に働きかけを進めていきたいと考える。

　手術看護が大切にするものは，昔も今も「患者を全人的に捉え患者のこころに寄り添っていく」ことである。医療を取り巻く環境は厳しい状況ではあるが，手術室看護師たちが手術看護の理念を心に刻んで日々の看護に臨んでいくことを願っている。そして，諸先輩看護師から受け継いだ手術看護の目的と意義や，実践のなかで体感した手術看護の魅力を，次に続く後輩看護師に伝え，さらなる手術看護の発展を推し進めていきたいと考える。

手術看護の歴史年表（医学・看護学）

日本の医学・看護学	
古代日本	経験的・魔術的医療，経験的に看病
710（奈良時代）	国指定の施設ができる，無料，看病僧がいる
794（平安時代）	施薬院，悲田院が作られる
1190年代（鎌倉時代）	僧侶が医学や看護を実践
1338（室町安土桃山）	ポルトガルから「南湾外科」として伝わる 僧侶が従軍僧として従軍，看護，切創（金創）の治療
1600（江戸時代）	オランダ医学の影響を受ける（特に外科医術） 貝原益軒「養生学」，杉田玄白「解体新書」 華岡青洲（全身麻酔の成功）
1706	華岡流整骨法：日本の外科のルーツ パレの絵図の影響 長崎の出島にオランダから「紅毛流外科」として伝わる 小石川療養所：病人の世話 老人看護：養生訓 助産：トリアゲババ
（江戸末期）	佐藤泰然：西洋式実地外科を教え，外科医を教育 佐藤尚中：エーテルやクロロフォルム麻酔紹介
1803	アヘンからモルヒネ抽出
1804	華岡青洲マンダラゲを使用した乳がん手術実施（世界初）
1832	コデイン精製 平野元良著「坐婆必研」刊行
1850	杉田成卿：麻酔という：朦朧状態で痛みを取ること
1875	佐藤進：卵巣腫瘍摘出術（フェノール防塵処理）（明8）
1885	有志共立東京病院看護婦教育所（明18）
1886	京都看病婦学校（リンダ・リチャーズ）
1887	東京医科大学第一病院看護婦養成所
1890	日本赤十字社看護婦教育
1898	府立大阪医学校付属看護婦養成所
1899	東大で第1回外科学会　看護師は手術に必要な人材 ＊医師の助手として機能 産婆規則
1900	東京府看護婦規則⇒1915：全国に 1938：保健婦規則
1920	聖路加国際病院付属高等看護学校（大9）

外科学の進歩をもたらした三大発明(★)

	海外の医学・看護学
紀元前18世紀ご ろのバビロニア	古代の手術の記録(ハンムラビ法典)
古代エジプト	ミイラの保存(パピルス)
古代ギリシャ (紀元前5〜4 世紀)	ヒポクラテス「医のあり方」が論じられる
古代インド	僧侶,信者が医療看護に携わる
古代中国	医は仁術なり,宗教的思想で展開
936〜1013	albucasis:外科手術機械器具開発 創からの出血を烙鉄灼焼型(cauterzation)　　　　　　　　　　　★止血法
中世 13世紀	創傷は冷膏で愛護的に扱えば痛痒も少なく治りもよいと判明 ヒューゴ,テオドリコ(13世紀),サレ医学校(salerno) 催眠海綿(sotorific sponge)　　　　　　　　　　　★無痲法(麻酔法) アヘン,曼荼羅華使用 創の処置,四肢切断,アヘンや大麻使用 ハリ(acupuncture)麻酔の先駆 無痛法:曼荼羅華,アヘン,鳥頭,大麻を使用
1163	理髪外科医＝barbeh-surgeon,創医者
1377	人体解剖が合法化
1510〜	理髪外科学(amhroise)
1543	ペサリウス「人体に関する7つの所」
1585	血管結紮法(ligation が創始)
1809	macdowell:卵巣嚢腫摘出術
1818	産褥熱予防のため手洗い(ゼンメルワイス)　　　　　　　　　　　★感染制御
1830	駆血法(タニケット,エスマルヒ),感染制御法の導入により,長時間手術可 能となり,腹腔,胸腔の手術に進出.骨関節手術は整形外科が分化独立
1844	terrillon:蒸気滅菌,抜歯に笑気ガス使用
1846	モートンによるエーテル全身麻酔手術
1847	クロロフォルム麻酔
1860	クリミア戦争:ナイチンゲールのレポート,看護教育の開始,高圧蒸気滅菌
1879	ビルロートⅠ法による胃がん手術
1880	マックィーンによる気管内挿管
1884	コカイン伝達麻酔
1887	ヒュールブリンゲル法(10分間の手洗い)
1889	シンメルブッシュ消毒法の開始
1898	脊髄くも膜下麻酔
1980	スポンジブラシ法,腹腔鏡下虫垂切除術(ドイツ)
1985	揉み洗い法

245

手術看護の歴史年表（日本手術看護学会）

日本手術看護学会		AORN	
1978	AORN スタッフ以下 100 名余日本訪問（フィリピン帰途），歓迎会ミーティング，セミナー開催	1949	ニューヨーク市の 17 名の手術室師長協会を結成
		1957	AORN 設立
1979	関東甲信越地区手術室看護研究会発足	1954	第 1 回年次大会～62 回―2015
		1963	月刊 AORN ジャーナル発行
1980	第 1 回手術室看護研究会（300 名）	1969	第 1 回国際シンポジウム（グアテマラ，イギリス，フランス）～第 10 回
1981	第 2 回手術室看護研究会（400名），元 AORN 会長講演，東京，大阪の研究会意見交換，全国組織への模索	1974	AORN ジャーナル 3 月号特集「Day Surgery」
		1975	手術室ガイドライン「recommended practice」発行
1984	国際企画委員会 2 名参加	1978	第 1 回世界手術室看護婦会議（マニラ，フィリピン）～第 14 回（ソウル，韓国）
	世界会議ツアーを企画（手術看護研究会）以降毎回企画実施	1979	第 1 回 CNOR 試験
1985	全国組織統一のためのプロジェクトチーム発足	1983	IPC（国際企画委員会）へ参加要請（第 3 回ホノルル，ハワイ）を受けメンバーとなる。日本語の同時通訳決定
1987	日本手術室看護研究会設立総会（4 月）		世界会議へ発表毎回 3～5 題採用
	第 1 回日本手術室看護研究会年次大会（10 月，700 名）		手術室 RN の業務「RN ファーストアシスタント」正式決定，PN の業務拡大
1993	第 1 回会員実態調査	1999	IFPN（国際周術期看護師連盟）発足
1995	日本手術看護学会へ名称変更	2010	第 1 回 ASIORNA 会議（クアラルンプール，マレーシア）
1996	研究助成制度開始，手術看護学会10 周年史発行		
1998	手術看護基準作成		
1999	第 2 回会員実態調査		
2000	教育推進委員会発足		
2001	中堅者教育研修開催，キャリアラダー作成		
2002	手術看護安全基準作成		
2003	手術看護認定看護師の分野決定，主任・副師長教育（手術看護管理）研修開始		
2004	手術看護認定看護師の教育開始，第 3 回会員実態調査		
2005	日本手術看護学会誌第 1 号発行		
2006	手術看護学会 20 周年史発行		
2014	実践指導看護師認定制度開始，周術期管理チーム認定制度開始手術看護師長研修開始		

看護・看護教育		手術・医療	
1945	戦後のGHQの指導による看護師教育体制の整備	1941	第二次世界大戦　腰椎麻酔が進歩
1948	「保健婦助産婦看護婦法」制定		＊医療材料：ディスポーザブル製品へ変換
	ブラウンレポート「これからの看護」		＊手術におけるリネン類：不織布へ変換
	看護教育の制度化（3年制看護学校，保健婦・助産婦コース）		＊滅菌法の発展
	＊看護教育学科名〔○○疾患と看護〕		オートクレーブ
	日本初の看護短期大学（私立）の開設		エチレンオキサイドガス滅菌
	＊各看護論の提示（本文11頁参照）		プラズマ滅菌
1951	制度改正（甲種・乙種看護師の廃止）	1945	GHQの指導による医療改革
1953	短大（3年課程）教育開始	1967	世界初心臓移植手術：南アフリカ，バーナード医師
1960年代	看護体制の変化―機能別看護	1964	ヘルシンキ宣言：第18回世界医師会総会（インフォームド・コンセントの必要性を勧告
	チームナーシング		
	プライマリナーシング（モジュールタイプ）		
	看護・看護記録の変化―看護診断，看護過程	1980	低体温麻酔療法（体外循環）
	資格認定制度―日本看護協会	1987	臨床工学技士法施工：臨床工学技士誕生
1964	4年制大学教育開始		
1967	カリキュラム改正	1990	インフォームド・コンセント：説明と同意と解釈（日本医師会第II次生命倫理懇談会）
	＊看護教育学科名：対象特性別看護「成人看護，小児看護など」		
1976	学校教育法の改正：看護学校は専修学校に	1990	腹腔鏡下胆のう摘出術―低侵襲性手術として普及，定着
1994	専門看護師制度（日本看護協会）		
1995	認定看護師制度（日本看護協会）	1997	医療法の改正（インフォームドコンセント実行の努力義務を盛り込む）
1996	大学教育におけるカリキュラムの自由裁量拡大		
1998	認定管理者制度（日本看護協会）		臓器移植法制定（日本）
2000	介護保険法	1999	臓器移植法制定後初の心臓移植手術
2002	名称変更：保健師助産師看護師法	2000	ダヴィンチ（daVinci：医療ロボット）手術法　慶應大学に導入
	呼称の変更「保健婦・助産婦・看護師」から「保健師・助産師・看護師」に		
		2003	DPC導入（82施設・特定機能病院）
2003	看護者の倫理綱領誕生	2009	臓器移植法の改定

手術看護の歴史—専門性を求めつづけた歩み—

定価（本体 1,800 円＋税）

2016 年 10 月 25 日 第 1 版第 1 刷発行

編　集...日本手術看護学会
執　筆.................石橋まゆみ・菊地京子・久保田由美子・土藏愛子・宮原多枝子
発行者...蒲　原　一　夫
発行所...株式会社　東京医学社
　　　　　　　　　　　　　　〒 113-0033　東京都文京区本郷 3-35-4
編集部...TEL 03-3811-4119 FAX 03-3811-6135
販売部...TEL 03-3265-3551 FAX 03-3265-2750
URL: http://www.tokyo-igakusha.co.jp　　E-mail: hanbai@tokyo-igakusha.co.jp
　　　　　　　　　　　　　　　　　　　　　　振替口座　00150-7-105704
正誤表を作成した場合はホームページに掲載します.
© JONA, 2016

印刷・製本／三報社印刷
乱丁，落丁などがございましたら，お取り替えいたします.
・本書に掲載する著作物の複製権・翻訳権・上映権・譲渡権・公衆送信権（送信可能化権を含む）は
　（株）東京医学社が保有します.
・|JCOPY|＜出版者著作権管理機構 委託出版物＞
本書の無断複製は著作権法上での例外を除き禁じられています. 複製される場合は，そのつど事前
に出版者著作権管理機構（TEL 03-3513-6969，FAX 03-3513-6979，e-mail：info@jcopy.or.jp）の許諾を
得てください.

ISBN978-4-88563-270-9 C3047 ¥1800E